TRAITÉ
D'ANATOMIE TOPOGRAPHIQUE

TOME DEUXIÈME

PARIS. — IMP. E. MARTINET, RUE MIGNON, 2.

TRAITÉ
D'ANATOMIE TOPOGRAPHIQUE

COMPRENANT

LES PRINCIPALES APPLICATIONS A LA PATHOLOGIE

ET A LA MÉDECINE OPÉRATOIRE

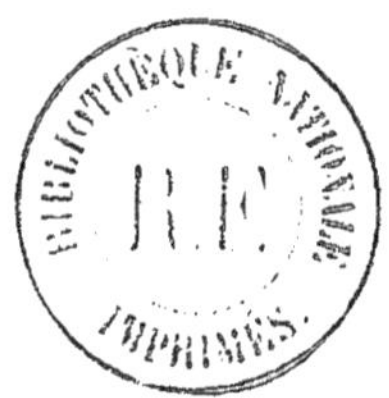

ATLAS

PAR

V. PAULET
Professeur-agrégé au Val-de-Grâce,
Membre de la Société de chirurgie,
Chevalier de la Légion-d'honneur.

J. SARAZIN
Médecin-major
à l'escadron des Cent-Gardes de l'Empereur,
Chevalier de la Légion-d'honneur.

TOME DEUXIÈME

MEMBRES

PARIS
VICTOR MASSON ET FILS
PLACE DE L'ÉCOLE-DE-MÉDECINE
M DCCC LXIX

TABLE DES PLANCHES

CONTENUES DANS LE SECOND VOLUME.

Paris. — Imprimerie de E. Martinet, rue Mignon, 2.

PLANCHE 1.

RÉGION SOUS-CLAVICULAIRE.

FIG. 1. — 1er Plan.

MÉDECINE OPÉRATOIRE.

A,B,C. Ligature de l'artère axillaire au-dessus du petit pectoral. — Procédé de Chamberlaine. — Incision en L, dont la grande branche, horizontale, longe le bord inférieur de la clavicule et dont la branche verticale suit l'interstice des muscles grand pectoral et deltoïde.

D,E,F. Amputation dans l'articulation scapulo-humérale. — Procédé à un lambeau externe et supérieur (deltoïdien) de Dupuytren. — D,E, incision marquant la limite antérieure du lambeau.— E,F, section des parties molles du côté interne de l'aisselle.

G,H. Amputation dans l'articulation scapulo-humérale. — Procédé de Larrey.— Incision oblique antérieure partant de l'extrémité inférieure de l'incision verticale et aboutissant au bord antérieur de l'aisselle.

I,K,L,E. Amputation dans l'articulation scapulo-humérale. — Procédé de B. Bell.— Incision verticale descendant de la face antérieure de l'acromion jusqu'à la rencontre d'une incision circulaire qui passe par les deux angles du creux de l'aisselle.

M,N. Résection de la tête de l'humérus. — Procédé de Baudens. — Incision verticale menée presque au-dessous de l'apophyse coracoïde.

O,P. Résection de la tête de l'humérus. — Procédé de Malgaigne. — Incision verticale dont l'extrémité supérieure correspond au sommet du triangle coraco-claviculaire.

FIG. 2. — 2e Plan.

Préparation. — Faites, en suivant la face antérieure de la clavicule, une incision horizontale étendue du sommet de l'acromion au bord externe du faisceau claviculaire du grand pectoral. Une seconde incision partant de l'extrémité externe de la première, descendra verticalement sur le moignon de l'épaule jusqu'au niveau de l'insertion humérale du deltoïde. Une troisième incision sera menée verticalement depuis l'extrémité interne de la première jusqu'au même niveau que la seconde, en passant par l'angle antérieur de l'aisselle. Enfin, vous compléterez le quadrilatère en joignant, sur la face antérieure du bras, l'extrémité inférieure des deux incisions verticales. Enlevez du premier coup la peau, la couche sous-cutanée et l'aponévrose qui recouvre les fibres musculaires, mais ayez soin de conserver les branches vasculaires et nerveuses qui se distribuent aux téguments. Vous trouverez les rameaux de l'artère acromio-thoracique à la partie supérieure de l'interstice compris entre le deltoïde et le grand pectoral. Plusieurs artérioles, émanées des circonflexes, traversent le deltoïde; mais elles n'ont point de position fixe. Quant aux nerfs, les branches sus-claviculaires et sus-acromiales du plexus cervical cheminent de haut en bas dans la même couche que les fibres inférieures du peaucier; les rameaux du circonflexe sont situés en bas et en dehors de la préparation. N'oubliez pas de conserver la veine céphalique, qui monte entre le grand pectoral et le deltoïde. Il sera bon de pousser, au préalable, une injection dans les veines du membre supérieur, surtout si vous voulez étudier le creux axillaire sur le même sujet.

EXPLICATION.

A,A. Coupe de la peau.
B. Clavicule.
a. Faisceau claviculaire du grand pectoral.
b. Muscle deltoïde.
c. Portion de l'aponévrose brachiale qui recouvre le muscle biceps.
1. Branche de l'artère acromio-thoracique.
2,2. Rameaux cutanés des artères circonflexes.
3. Veine céphalique.
4. Branche sus-claviculaire du plexus cervical.
5,5. Branches sus-acromiales du même plexus.
6,6. Rameaux cutanés du nerf circonflexe.
7,7. Branches du nerf brachial cutané interne.

PLANCHE 2.

RÉGIONS SOUS-CLAVICULAIRE ET SCAPULAIRE.

FIG. 1. — Région sous-claviculaire. — 3e Plan.

Préparation. — Enlevez la veine céphalique. Coupez le deltoïde en suivant l'incision verticale externe de la peau, détachez-le de ses insertions à l'acromion et à la clavicule, rabattez de haut en bas le lambeau musculaire ainsi formé, et enlevez-le après l'avoir détaché de ses insertions à l'empreinte deltoïdienne de l'humérus. Vous aurez sous les yeux l'apophyse coracoïde, les muscles qui s'y insèrent, les ligaments qui l'unissent à la clavicule et à l'acromion, et la face antérieure de l'articulation scapulo-humérale ; toutefois, pour mettre à nu la capsule fibreuse de cette dernière articulation, il sera nécessaire d'enlever une lame celluleuse qui la recouvre et qui se continue en haut avec le ligament acromio-coracoïdien. Vous trouverez au-dessus du muscle petit pectoral une aponévrose qui remonte jusqu'à la clavicule et qui cache les branches du plexus brachial.

EXPLICATION.

Parties accessoires.

A,A. Coupe de la peau.
B. Coupe du deltoïde.
C. Faisceau claviculaire du grand pectoral.

Parties contenues dans le 3e plan.

a. Clavicule.
b. Sommet de l'acromion.
c. Apophyse coracoïde.
d. Tête de l'humérus recouverte de la capsule orbiculaire.
e. Corps de l'humérus.
f. Ligament acromio-claviculaire.
g. Ligament coraco-claviculaire antérieur (trapézoïde).
h. Ligament coraco-claviculaire postérieur (conoïde ou rayonné).
k. Ligament acromio-coracoïdien.
l. Aponévrose clavi-pectorale coupée.
m. Extrémité coracoïdienne du muscle petit pectoral.
n. Extrémité externe du muscle sous-clavier.
o. Muscle biceps brachial.
p. Tendon de la longue portion du biceps.
q. Courte portion du biceps et coraco-brachial réunis.
1. Artère acromiale.
2. Artère circonflexe postérieure.
3. Branches du plexus brachial.
4. Nerf circonflexe.

FIG. 2. — Région scapulaire. — 1er Plan.

MÉDECINE OPÉRATOIRE.

A,B,C. Amputation dans l'articulation scapulo-humérale : Face postérieure du lambeau deltoïdien de Dupuytren. — A,B, limite postérieure du lambeau. — B,C, section des parties molles du côté interne de l'aisselle.

D,E. Même opération. — Incision oblique postérieure du procédé de Larrey.

F,G,H,K. Même opération. — Procédé de B. Bell. — F,G, incision verticale postérieure. — H,K, face postérieure de l'incision circulaire.

PLANCHE 3.

RÉGION SCAPULAIRE.

Fig. 1. — 2e Plan.

Préparation. — Faites à la peau une incision longeant le bord spinal de l'omoplate dans toute sa hauteur; dirigez de l'angle inférieur du scapulum une incision horizontale étendue jusqu'au moignon de l'épaule et passant par l'angle postérieur de l'aisselle. Joignez directement l'extrémité supérieure de la première incision avec l'extrémité externe de la seconde, en suivant le sommet de l'épaule, le bec de l'acromion et la partie moyenne du deltoïde. Mettez à nu les fibres musculaires du trapèze et du deltoïde, en ayant soin de conserver les vaisseaux et les nerfs superficiels. Au delà du bord postérieur du deltoïde, vous laisserez en place l'aponévrose sous-épineuse qui recouvre les muscles sous-épineux, petit rond et grand rond. Enfin, vous préparerez une petite portion du grand dorsal qui cache l'angle inférieur de l'omoplate; ici la dissection devra être conduite horizontalement.

EXPLICATION.

A,A. Coupe de la peau.
B. Épine de l'omoplate.
a. Muscle trapèze.
b. Muscle deltoïde.
c. Longue portion du triceps brachial.
d. Bord supérieur du grand dorsal.
e. Aponévrose sous-épineuse.
f. Fibres aponévrotiques du trapèze, qui renforcent l'aponévrose sous-épineuse.
g. Portion de cette aponévrose qui forme la gaîne du petit rond.
h. Portion de cette aponévrose qui forme la gaîne de grand rond.
1,1. Branches de l'artère scapulaire supérieure.
2,2. Branches de l'artère scapulaire postérieure.
3. Branche de l'artère scapulaire inférieure.
4,4. Branches sus-acromiales du plexus cervical.
5,5: Branches cutanées du nerf circonflexe.

Fig. 2. — 3e Plan.

Préparation. — Détachez le trapèze et le deltoïde de leurs insertions à l'épine de l'omoplate; renversez le premier de ces deux muscles de dehors en dedans, le second de dedans en dehors, et coupez-les sur les limites de la région, en suivant les incisions faites à la peau. Enlevez les aponévroses sus et sous-épineuses et préparez les muscles qui s'insèrent à l'omoplate. Cette préparation est très-facile.

EXPLICATION.

Parties accessoires.

A,A. Coupe de la peau.
B,B. Coupe du trapèze.
C. Coupe du deltoïde.
D. Acromion.
E. Épine de l'omoplate.
F. Bord spinal de l'omoplate.
G. Muscle angulaire.
H. Rhomboïde.
K. Grand dorsal.
L. Longue portion du triceps brachial.
M. Vaste externe.

Parties contenues dans le 3e plan.

a. Tissu graisseux de la fosse sus-épineuse.
b. Muscle sus-épineux.
c. Muscle sous-épineux.
d. Muscle petit rond.
e. Muscle grand rond.
1,1. Branches de l'artère scapulaire supérieure.
2. Branche de l'artère scapulaire inférieure.
3. Artère circonflexe postérieure.
4. Nerf circonflexe.

PLANCHE 4.

RÉGION SCAPULAIRE.

FIG. 1. — 4e Plan.

Préparation. — Coupez les muscles sus-épineux, sous-épineux et petit rond près de leurs insertions à l'humérus, et enlevez-les en conservant les vaisseaux et les nerfs qui rampent sous leur face profonde.

EXPLICATION.

Parties accessoires.

A,A. Coupe de la peau.
B. Grand trochanter de l'humérus.
C. Corps de l'humérus.
D. Coupe du deltoïde.
E. Coupe du trapèze.
F. Muscle rhomboïde.
G. Muscle angulaire.
H. Muscle omo-hyoïdien.
K. Muscle grand rond.
L. Muscle grand dorsal.
M. Longue portion du triceps brachial.
N. Vaste externe.
O. Coupe du sus-épineux.
P. Coupe du sous-épineux.
Q. Coupe du petit rond.

Parties contenues dans le 4e plan.

a. Fosse sus-épineuse.
b. Fosse sous-épineuse.
c. Ligament coracoïdien.
d. Épine de l'omoplate.
e. Acromion.
f. Bord spinal de l'omoplate
g. Bord axillaire.
1. Artère scapulaire supérieure.
2. Artère scapulaire inférieure.
3. Artère circonflexe postérieure.
4. Nerf sus-scapulaire.
5. Nerf circonflexe.

FIG. 2. — Plan profond (fosse sous-scapulaire).

Préparation. — Désarticulez la clavicule à son union avec le sternum, coupez les insertions costales du muscle sous-clavier, et enlevez complétement l'épaule en laissant adhérer à l'omoplate des lambeaux des muscles qui s'y insèrent. Renversez la pièce sur une table de façon à avoir sous les yeux la fosse sous-scapulaire; coupez le tendon du grand pectoral près de son insertion à la coulisse bicipitale; enlevez toute la partie antérieure du deltoïde jusqu'à ce que vous ayez mis à découvert le petit trochanter de l'humérus. Découvrez la face antérieure du sous-scapulaire en enlevant une portion des vaisseaux et des nerfs axillaires, du petit pectoral, du coraco-brachial et de la courte portion du biceps qui la cachent. Procédez ensuite à la dissection, et débarrassez-vous du tissu conjonctif et des ganglions lymphatiques qui recouvrent l'aponévrose sous-scapulaire. Après avoir étudié cette aponévrose, vous l'enlèverez pour voir le muscle sous-scapulaire en place. Cette préparation est un peu longue, mais elle permet de bien étudier la paroi postérieure du creux axillaire.

EXPLICATION.

A,A. Coupe de la peau.
B. Clavicule.
C. Apophyse coracoïde.
D. Ligament trapézoïde.
E. Ligament conoïde.
F. Petit trochanter de l'humérus.
a. Coupe du deltoïde.
b. Muscle sous-clavier.
c. Insertions du petit pectoral, de la courte portion du biceps brachial et du coraco-brachial à l'apophyse coracoïde.
d. Tendon du grand pectoral.
e. Tendon de la longue portion du biceps brachial.
f. Extrémité inférieure de la courte portion du biceps et du coraco-brachial.
g. Muscle grand dorsal.
h. Muscle grand rond.
k. Muscle sous-scapulaire.
l. Muscle grand dentelé.
m. Rhomboïde recouvert de son aponévrose profonde.
1,1. Artère axillaire.
2. Artère scapulaire inférieure.
3. Artère circonflexe antérieure.
4,4. Branches artérielles destinées au muscle sous-scapulaire.
5,5. Veine axillaire.
6,6. Nerfs du plexus brachial.
7. Nerf supérieur du sous-scapulaire.
8. Nerf inférieur du même muscle.
9. Nerf du grand rond.
10. Nerf du grand dorsal.

PLANCHE 5.

RÉGION DU MOIGNON DE L'ÉPAULE.

FIG. 1. — 1er Plan.

MÉDECINE OPÉRATOIRE.

A,B,C. Lambeau deltoïdien de Dupuytren, pour l'amputation dans l'articulation scapulo-humérale.

D,E,F. Amputation dans l'articulation scapulo-humérale. — Procédé de Larrey. — 1° Incision verticale de 3 à 4 centimètres de long, menée immédiatement au-dessous du bec de l'acromion ; 2° deux incisions obliques allant passer par l'angle antérieur et par l'angle postérieur de l'aisselle.

G,H,K,I. **Amputation dans l'articulation scapulo-humérale — Procédé de B. Bell. — G,H, incision circulaire. — K,I, incision verticale postérieure.**

FIG. 2. — 2e Plan.

Préparation. — Faire à la peau : 1° une incision courbe et horizontale, suivant la clavicule, l'acromion et l'épine de l'omoplate dans toute l'étendue des insertions du deltoïde ; 2° deux incisions obliques partant des deux extrémités de la première et passant, l'une par l'angle antérieur, et l'autre par l'angle postérieur de l'aisselle ; 3° joindre l'extrémité inférieure des deux incisions obliques par une incision horizontale menée au niveau de l'insertion humérale du deltoïde. Préparer d'abord l'aponévrose deltoïdienne pour en étudier la disposition, puis mettre le muscle à découvert. Conserver les vaisseaux et les nerfs superficiels.

EXPLICATION.

A,A. Coupe de la peau.
B. Extrémité externe de la clavicule.
C. Sommet de l'acromion.
a. Muscle deltoïde.
b. Portion de l'aponévrose brachiale qui recouvre le muscle biceps.
c. Portion de la même aponévrose qui recouvre le triceps.
1. Branche de l'artère acromio-thoracique.
2. Branche de l'artère circonflexe postérieure.
3. Veine céphalique.
4. Branche sus-claviculaire du plexus cervical.
5,5. Branches sus-acromiales du même plexus.
6,6. Rameaux cutanés du nerf circonflexe.

PLANCHE 6.

RÉGION DU MOIGNON DE L'ÉPAULE.

FIG. 1. — 3e Plan.

Préparation. — Enlevez complétement le deltoïde ; débarrassez les muscles sous-épineux, petit rond, biceps et triceps brachial de leur gaîne aponévrotique, et disséquez la lame cellulo-fibreuse sous-deltoïdienne qui double la capsule orbiculaire de l'articulation scapulo-humérale.

EXPLICATION.

Parties accessoires.

A,A. Coupe de la peau.
B. Coupe du trapèze.
C. Coupe du deltoïde.

Parties contenues dans le troisième plan.

a. Clavicule.
b. Acromion.
c. Apophyse coracoïde.
d. Ligament acromio-coracoïdien.
e. Membrane sous-deltoïdienne.
f. Capsule orbiculaire de l'articulation scapulo-humérale.
g. Corps de l'humérus.
h. Courte portion du biceps brachial.
k. Longue portion du même muscle.
l. Corps du biceps.
m. Grand pectoral.
n. Muscle sous-épineux
o. Muscle petit rond.
p. Muscle grand rond.
q. Longue portion du triceps brachial.
r. Vaste externe.
1. Artère acromio-thoracique.
2. Artère circonflexe postérieure.
3. Artère circonflexe antérieure.
4. Branche de l'artère humérale.
5,5. Nerf circonflexe.

FIG. 2. — 4e Plan.

Préparation. — Sans rien changer à la préparation précédente, attirez l'humérus en bas autant qu'il vous sera possible, et enlevez toute la partie externe de la capsule articulaire.

EXPLICATION.

Parties accessoires.

A,A. Coupe de la peau.
B. Clavicule.
C. Acromion.
D. Apophyse coracoïde.
E. Ligament acromio-coracoïdien.
F. Corps de l'humérus.
G. Coupe du trapèze.
H. Coupe du deltoïde.
I. Tendon de la courte portion du biceps brachial.
K. Tendon de la longue portion du même muscle.
L. Corps du biceps.
M. Grand pectoral.
N. Grand rond.
O. Longue portion du triceps brachial.
P. Vaste externe.
Q. Artère acromio-thoracique.
R. Artère circonflexe postérieure.
S. Branche de l'artère humérale.
T. Nerf circonflexe.

Parties contenues dans le quatrième plan.

a. Tête de l'humérus.
b. Grand trochanter de l'humérus.
c. Cavité glénoïde de l'omoplate.
d, d. Capsule orbiculaire de l'articulation scapulo-humérale.
e. Ligament coracoïdien.
f. Portion intra-articulaire du tendon de la longue portion du biceps.
g. Coupe du muscle sus-épineux.
h. Coupe du sous-épineux.
k. Muscle petit rond.

PLANCHE 7.

RÉGION AXILLAIRE.

FIG. 1. — 1er Plan.

MÉDECINE OPÉRATOIRE.

A,B. Ligature de l'artère axillaire dans l'aisselle. — Procédé de Lisfranc. — Incision longitudinale de 6 à 7 centimètres, séparant le tiers antérieur du tiers moyen de l'aisselle, c'est-à-dire à 15 ou 18 millimètres derrière le bord inférieur du grand pectoral.

C,D,E. Amputation dans l'articulation scapulo-humérale, par le procédé de Dupuytren. — C,D, limite antérieure du lambeau deltoïdien.— D,E, section des parties molles du creux de l'aisselle.

F,G. Amputation dans l'articulation scapulo-humérale par le procédé de Larrey. Section horizontale dans le creux axillaire pour terminer l'opération.

FIG. 2. — 2e Plan.

Préparation. — Écartez le bras du tronc pour tendre les parties à préparer. Incisez la peau: 1° en suivant les deux tiers externes du bord antérieur de la clavicule; 2° un peu en dehors du bord antérieur du deltoïde et dans toute la hauteur de ce bord; 3° transversalement sur la face interne du bras, depuis l'extrémité inférieure de l'incision précédente jusqu'au bord postérieur de l'aisselle; 4° obliquement depuis la clavicule jusqu'au bord inférieur du grand pectoral, en passant à 7 ou 8 centimètres au-dessous de l'apophyse coracoïde. Conduisez la dissection de haut en bas; enlevez la peau, le fascia superficialis, et laissez en place l'aponévrose qui recouvre les muscles grand pectoral, deltoïde et biceps brachial. Vous rabattrez en bas le lambeau cutané qui doit servir plus tard pour l'étude du ligament suspenseur de l'aisselle. Après avoir étudié la disposition de l'aponévrose, vous mettrez à nu les fibres du grand pectoral.

EXPLICATION.

A,A. Coupe de la peau.
B. Portion inférieure du ligament suspenseur de l'aisselle.
C. Aponévrose du grand pectoral.
D. Aponévrose du deltoïde.
E. Portion de l'aponévrose brachiale qui recouvre les muscles biceps et coraco-brachial.
a. Faisceau claviculaire du grand pectoral.
b. Faisceau sternal du même muscle.
1,1. Branches artérielles venues de la thoracique supérieure.
2. Veine céphalique.
3,3. Branches sus-claviculaires du plexus cervical.
4,4. Rameaux superficiels des branches thoraciques du plexus brachial.

PLANCHE 8.

RÉGION AXILLAIRE.

FIG. 1. — 3e Plan.

Préparation. — Enlevez la partie moyenne du grand pectoral en conservant les vaisseaux et les nerfs thoraciques qui rampent sous la face profonde de ce muscle.

EXPLICATION.

Parties accessoires.

A,A. Coupe de la peau.
B,B. Aponévrose du grand pectoral.
C. Partie inférieure du ligament suspenseur de l'aisselle.
D. Aponévrose du deltoïde.
E. Aponévrose brachiale.
F. Coupe du faisceau claviculaire du grand pectoral.
G. Coupe du faisceau sternal du même muscle.
H. Coupe du grand pectoral près de son insertion humérale.
K,K. Branches sus-claviculaires du plexus cervical.

Parties contenues dans le troisième plan.

a. Feuillet antérieur de la gaîne aponévrotique du petit pectoral.
1,1. Branches de l'artère thoracique supérieure.
2. Veine céphalique.
3,3. Nerfs thoraciques du plexus brachial.

FIG. 2. — 4e Plan.

Préparation. — Enlevez le mince feuillet aponévrotique qui passe en avant du petit pectoral, et préparez le ligament suspenseur de l'aisselle.

EXPLICATION.

Parties accessoires.

A,A. Coupe de la peau.
B. Aponévrose du deltoïde.
C. Aponévrose brachiale.
D. Coupe du faisceau claviculaire du grand pectoral.
E. Coupe du faisceau sternal du même muscle.
F. Coupe du grand pectoral près de son insertion humérale.
G. Branches sus-claviculaires du plexus brachial.

Parties contenues dans le quatrième plan.

a. Feuillet antérieur de la gaîne aponévrotique du petit pectoral.
b. Muscle petit pectoral.
c. Aponévrose clavi-pectorale.
d. Ligament suspenseur de l'aisselle.
1,1. Branches de l'artère acromiale.
2. Branche de l'artère thoracique supérieure.
3. Veine céphalique.
4. Veine axillaire vue par transparence à travers l'aponévrose clavi-pectorale.
5. Nerf thoracique du plexus brachial.

PLANCHE 9.

RÉGION AXILLAIRE.

FIG. 1. — 5e Plan.

Préparation. — Coupez le petit pectoral près de ses deux extrémités, enlevez-en la partie moyenne et débarrassez-vous de l'aponévrose qui cache les muscles profonds de la région. Vous aurez ensuite à disséquer les vaisseaux et les nerfs au milieu du tissu adipeux et des ganglions lymphatiques dont tout le creux axillaire est rempli. Cette préparation vous demandera beaucoup de temps et de patience. Il arrive très-fréquemment qu'après la section d'une veine, le sang dont elle est gorgée se répand sur la pièce et colore tous les tissus d'une teinte rouge qui gêne pour l'étude. Je ne connais pas de meilleur moyen, pour prévenir cet accident, que de pousser au préalable une bonne injection grasse dans les veines du membre supérieur. A défaut de cette injection, on évitera autant que possible d'ouvrir les troncs veineux, et si l'on est forcé de le faire, on aura soin de toujours les sectionner entre deux ligatures.

EXPLICATION.

Parties accessoires.

A,A. Coupe de la peau.
B. Muscle deltoïde.
C. Coupe du faisceau claviculaire du grand pectoral.
D. Coupe du faisceau sternal du même muscle.
E. Coupe du grand pectoral près de son insertion humérale.
F,F. Coupes du petit pectoral.
G,G. Veine céphalique.

Parties contenues dans le cinquième plan.

a,a. Faisceaux du muscle grand dentelé.
b. Muscles grand dorsal et grand rond réunis.
c. Muscle sous-scapulaire.
d. Courte portion du biceps et coraco-brachial.
1. Artère axillaire.
2. Artère acromio-thoracique.
3. Artère thoracique supérieure.
4. Artère thoracique longue ou mammaire externe.
5. Veine axillaire.
6. Nerf musculo-cutané.
7. Nerf médian.
8. Nerf cubital.
9. Nerf brachial cutané interne.
10. Nerf accessoire du brachial cutané interne.
11. Branche anastomotique entre le nerf brachial cutané interne et le deuxième nerf intercostal.
12. Deuxième nerf intercostal.
13. Troisième nerf intercostal.
14. Nerf du grand dentelé (grand nerf respirateur externe de Ch. Bell).
15. Branche thoracique du plexus brachial.

FIG. 2.

Cette figure représente le même plan que la précédente. Elle est seulement destinée à montrer les rapports des différents organes de la région lorsque le bras est rapproché du tronc.

EXPLICATION.

Parties accessoires.

A,A. Coupe de la peau.
B. Portion externe du muscle deltoïde.
C,C. Coupes de la portion antérieure du même muscle.
D. Coupe du faisceau claviculaire du grand pectoral.
E. Coupe du faisceau sternal du grand pectoral.
F. Coupe du grand pectoral près de son insertion humérale.
G. Coupe de l'extrémité inférieure du petit pectoral.
H. Coupe de la courte portion du biceps brachial.
K. Coupe du coraco-brachial.
L. Tendons du petit pectoral, de la courte portion du biceps et du coraco-brachial, réunis au niveau de l'apophyse coracoïde.
M,M. Veine céphalique.

Parties contenues dans ce plan.

a. Tête de l'humérus recouverte de la capsule orbiculaire.
b,b. Muscles intercostaux externes.
c,c. Faisceaux du grand dentelé.
d. Muscle grand dorsal.
e. Tendon de la longue portion du biceps.
f. Muscle sous-scapulaire.
1. Artère axillaire.
2,2. Artère acromio-thoracique.
3. Artère thoracique supérieure.
4. Artère thoracique longue ou mammaire externe.
5. Artère circonflexe antérieure.
6. Veine axillaire.
7. Nerf musculo-cutané.
8. Nerf médian.
9. Nerf cubital.
10. Nerf brachial cutané interne.
11. Nerf accessoire du brachial cutané interne.
12. Deuxième nerf intercostal.
13. Troisième nerf intercostal.
14. Nerf du grand dentelé.
15,15. Branches thoraciques du plexus brachial.

PLANCHE 10.

RÉGION BRACHIALE ANTÉRIEURE.

Fig. 1. — 1er Plan.

MÉDECINE OPÉRATOIRE.

Les incisions pour la ligature de l'artère humérale seront faites le long du bord interne du biceps, à une hauteur variable, selon qu'on voudra atteindre le vaisseau plus ou moins près de son origine. On aura soin d'éviter la veine basilique.

Les amputations dans la continuité se pratiquent, selon le cas, par les méthodes circulaire, ovalaire, elliptique, à un lambeau, à deux lambeaux (un antérieur et un postérieur, ou bien deux latéraux). Lorsqu'il n'y a pas de contre-indication, l'amputation circulaire est généralement préférée.

EXPLICATION.

A. Saillie du deltoïde.
B. Saillie du biceps.
C. Saillie du long supinateur.
D. Gouttière deltoïdienne antérieure
E. Gouttière bicipitale interne.
F. Gouttière bicipitale externe.
G. Saillie de la veine basilique.

Fig. 2. — 2e Plan.

Préparation. — Incisez la peau horizontalement sur les limites de la région, c'est-à-dire immédiatement au-dessous du tendon du grand pectoral et à un ou deux travers de doigt au-dessus des tubérosités épicondylienne et épitrochléenne. Joignez, sur la face antérieure du bras, ces deux incisions par une incision verticale médiane. Disséquez et rabattez de chaque côté du membre les deux lambeaux cutanés. Vous trouverez les vaisseaux et les nerfs superficiels dans l'épaisseur du fascia superficialis, et après les avoir isolés, vous mettrez à nu l'aponévrose d'enveloppe.

EXPLICATION.

A,A. Coupe de la peau.
B,B. Lambeau comprenant la peau et le pannicule adipeux sous-cutané.
a. Aponévrose brachiale.
1. Veine céphalique.
2. Veine basilique.
3,3. Veines superficielles secondaires de la face antérieure du bras.
4,4. Rameaux cutanés du nerf circonflexe.
5,5. Rameaux cutanés du nerf radial.
6. Rameau du nerf accessoire du brachial cutané interne.
7. Rameau supérieur du nerf brachial cutané interne.
8. Tronc du nerf brachial cutané interne.
9. Branche épitrochléenne du même nerf.
10,10. Branches antérieures du même nerf.

PLANCHE 11.

RÉGION BRACHIALE ANTÉRIEURE.

FIG. 1. — 3e **Plan.**

Préparation. — Enlevez l'aponévrose brachiale, les vaisseaux et les nerfs superficiels; la première couche musculaire se trouvera ainsi toute préparée.

EXPLICATION.

A,A. Coupe de la peau.
a. Extrémité inférieure du muscle deltoïde.
b. Muscle biceps brachial.
c. Portion externe du brachial antérieur.
d. Extrémité supérieure du long supinateur.
1. Petite branche deltoïdienne de l'artère humérale.
2,2. Branches du nerf musculo-cutané.

FIG. 2. — 4e **Plan.**

Préparation. — Coupez le biceps transversalement sur les limites de la région, et enlevez-en la partie moyenne en ménageant le nerf musculo-cutané qui longe sa face profonde. Enlevez de même l'extrémité inférieure du deltoïde. Il ne vous restera plus qu'à préparer avec soin les vaisseaux et les nerfs sans en altérer les rapports. Il n'est pas indispensable de conserver en place la veine basilique et le nerf brachial cutané interne, comme je l'ai fait.

EXPLICATION.

Parties accessoires.

A,A. Coupe de la peau.
B,B. Coupes du biceps.
C,C. Coupes du deltoïde.
D. Veine basilique.
E. Nerf brachial cutané interne.

Parties contenues dans le quatrième plan.

a. Corps de l'humérus.
b. Muscle coraco-brachial.
c. Muscle brachial antérieur.
d. Muscle long supinateur.
1. Artère humérale.
2. Branche deltoïdienne de l'artère humérale.
3. Branche artérielle destinée au brachial antérieur.
4. Veine humérale externe.
5. Nerf musculo-cutané.
6. Nerf médian.
7. Branche anastomotique entre le nerf médian et le musculo-cutané.

PLANCHE 12.

RÉGION BRACHIALE POSTÉRIEURE.

Fig. 1. — 1er Plan.

Voyez, pour la médecine opératoire, les indications données pl. 10, fig. 1.

EXPLICATION.

a. Saillie du deltoïde.
b. Saillie de la portion interne du triceps brachial.
c. Saillie de la portion externe du même muscle.
d. Dépression correspondant au tendon inférieur du triceps.
e. Gouttière deltoïdienne postérieure.

Fig. 2. — 2e Plan.

Préparation. — Agissez identiquement comme vous l'avez fait pour préparer la région brachiale antérieure. La seule différence que je crois devoir indiquer, c'est que la peau est toujours notablement plus épaisse qu'en avant, tandis que l'aponévrose d'enveloppe est généralement plus mince. Cette dernière devient souvent très-délicate au niveau du tendon inférieur du triceps. Les veines superficielles, toutes de petit calibre, n'ont plus ici aucune importance. Bornez-vous à conserver les filets nerveux.

EXPLICATION.

A,A. Coupe de la peau.
B,B. Lambeau comprenant la peau et le pannicule adipeux sous-cutané.
C. Aponévrose brachiale.
1,1,1. Artérioles destinées à la peau.
2,2,2. Veines superficielles de la face postérieure du bras.
3,3,3. Filets du rameau cutané de l'épaule du nerf circonflexe.
4. Rameau du deuxième nerf intercostal.
5,5. Rameaux du nerf brachial cutané interne.
6. Rameau du nerf radial.

PLANCHE 13.

RÉGION BRACHIALE POSTÉRIEURE.

Fig. 1. — 3ᵉ **Plan.**

Préparation. — Enlevez les veines, les nerfs superficiels et l'aponévrose d'enveloppe. Suivez toujours, autant que possible, la direction des fibres musculaires sous-jacentes.

EXPLICATION.

A,A. Coupe de la peau.
a. Extrémité inférieure du deltoïde.
b. Tendon inférieur du triceps.
c. Vaste externe.
d. Longue portion du triceps.
1,1. Artérioles fournies par l'humérale.

Fig. 2. — 4ᵉ **Plan.**

Préparation. — Enlevez l'extrémité inférieure du deltoïde. Coupez, à leur partie supérieure, la longue portion et la portion externe du triceps; renversez-les de haut en bas et sectionnez-les transversalement sur la limite inférieure de la région. Vous apercevrez alors le vaste interne sur lequel vous aurez à préparer l'artère humérale profonde et le nerf radial. A la partie supérieure et interne de ce paquet vasculo-nerveux, vous trouverez le nerf cubital et vous pourrez l'étudier en rapport avec la veine basilique, si vous avez conservé cette dernière.

EXPLICATION.

Parties accessoires.

A,A. Coupe de la peau.
B. Coupe de l'extrémité inférieure du triceps brachial.
C. Coupe de la longue portion du triceps.
D. Coupe du vaste externe.
E. Coupe du deltoïde.

Parties contenues dans le 4ᵉ plan.

a. Corps de l'humérus.
b. Portion interne ou vaste interne du triceps.
c. Aponévrose intermusculaire externe.
d. Petite portion du muscle brachial antérieur.
1,1. Artère humérale profonde ou collatérale externe.
2. Veine basilique.
3. Rameau cutané de l'épaule du nerf circonflexe.
4,4. Nerf radial.
5,5,5. Rameaux perforants du nerf radial destinés à la peau de la partie externe du bras.
6,6. Rameaux du même nerf destinés au vaste interne.
7. Nerf cubital.

PLANCHE 14.

COUPES DU BRAS.

FIG. 1. — **Coupe transversale au niveau de la partie inférieure de l'aisselle.**

EXPLICATION.

A,A. Coupe de la peau.
B. Extrémité supérieure de l'humérus.
a. Muscle grand pectoral.
b,b. Muscle deltoïde.
c. Muscle triceps brachial.
d. Muscles grand dorsal et grand rond réunis.
e. Muscle coraco brachial.
f. Courte portion du biceps brachial.
g. Tendon de la longue portion du biceps brachial.
h. Muscle sous-scapulaire.

1. Artère axillaire.
2. Artère circonflexe postérieure.
3. Veine axillaire.
4. Veine céphalique.
5. Veine superficielle postérieure.
6,6. Ganglions lymphatiques.
7. Nerf médian.
8. Nerf cubital.
9. Nerf radial.
10. Nerf brachial cutané interne.

FIG. 2. — **Coupe transversale immédiatement au-dessous du tendon du grand pectoral.**

A,A. Coupe de la peau.
B. Corps de l'humérus.
a,a. Muscle deltoïde.
b. Longue portion du biceps.
c. Courte portion du biceps.
d. Muscle coraco-brachial.
e. Muscle triceps brachial.
1. Artère humérale.

2. Artère humérale profonde.
3,3. Veines humérales.
4. Veine céphalique.
5. Veine superficielle postérieure.
6. Nerf médian.
7. Nerf radial.
8. Nerf cubital.

FIG. 3. — **Coupe transversale à la partie moyenne du bras.**

A,A. Coupe de la peau.
B. Corps de l'humérus.
C. Aponévrose inter-musculaire interne.
D. Aponévrose inter-musculaire externe.
a. Corps du biceps.
b. Muscle brachial antérieur.
c,c. Muscle triceps brachial.
1. Artère humérale.

2. Artère humérale profonde.
3,3. Veine humérale.
4. Veine basilique.
5. Veine céphalique.
6. Nerf médian.
7. Nerf cubital.
8. Nerf brachial cutané interne.
9. Nerf radial.

FIG. 4. — **Coupe du bras à sa partie inférieure.**

A,A. Coupe de la peau.
B. Extrémité inférieure de l'humérus.
a. Extrémité inférieure du biceps brachial.
b. Muscle brachial antérieur.
c. Muscle long supinateur.
d,d. Muscle triceps brachial.
1. Artère humérale.
2. Artère humérale profonde.

3,3. Veines humérales.
4. Veine basilique.
5. Veine céphalique.
6. Nerf médian.
7. Nerf cubital.
8. Nerf radial.
9. Nerf brachial cutané interne.
10. Nerf musculo-cutané.

PLANCHE 15.

RÉGION DU PLI DU COUDE.

Fig. 1. — 1er Plan.

MÉDECINE OPÉRATOIRE.

A.— Ligature de l'artère humérale au pli du coude. — Incision de 5 à 6 centimètres sur le trajet d'une ligne allant du milieu de la région vers le bord interne du biceps et longeant la veine médiane basilique que l'on devra éviter.

B,C,D.— Désarticulation du coude. — Procédé à un lambeau antérieur. — B, extrémité interne de l'incision commençant à 3 centimètres au-dessous de l'épitrochlée. — C, extrémité externe, à 2 centimètres au-dessous de l'épicondyle. — D, sommet du lambeau descendant à 8 ou 10 centimètres de sa base.

Fig. 2. — 2e Plan.

Préparation. — Faire à la peau deux incisions transversales embrassant la moitié antérieure de la circonférence du coude et situées à deux travers de doigt des tubérosités épicondylienne et épitrochléenne, l'une au-dessus, l'autre au-dessous de ces saillies osseuses. Réunir ces deux incisions par une incision longitudinale médiane, en ayant soin de ménager le fascia superficialis qui comprend, dans son épaisseur, les vaisseaux et les nerfs superficiels. Rabattre de chaque côté les deux lambeaux, en enlevant, avec la peau, le pannicule adipeux sous-cutané. Arrêter la dissection lorsqu'on aura dépassé l'épicondyle en dehors et l'épitrochlée en dedans. Préparer les veines et les nerfs. Enfin mettre à nu l'aponévrose d'enveloppe par l'ablation du feuillet profond du fascia superficialis. L'injection préalable des veines n'est pas indispensable.

EXPLICATION.

A,A. Coupe de la peau.
B,B. Lambeau comprenant la peau et le pannicule adipeux sous-cutané.
a. Portion de l'aponévrose brachiale qui recouvre le muscle biceps.
b. Portion de la même aponévrose qui recouvre le long supinateur.
c. Portion de la même aponévrose qui recouvre les muscles épitrochléens.
1,1. Veines radiales.
2,2. Veines cubitales.
3. Veine médiane commune.
4. Veine communicante allant de la médiane aux veines profondes.
5. Veine médiane céphalique.
6. Veine médiane basilique.
7. Veine céphalique.
8. Veine basilique.
9,9. Rameaux du nerf radial.
10,10. Rameaux du nerf musculo-cutané.
11,11. Rameaux du nerf brachial cutané interne.

PLANCHE 16.

RÉGION DU PLI DU COUDE.

FIG. 1. — 3e Plan.

Préparation. — Faites à l'aponévrose d'enveloppe, trois incisions identiques avec celles que vous avez pratiquées sur la peau pour la préparation du plan précédent. Rabattez les deux lambeaux en enlevant les vaisseaux et les nerfs superficiels. Ménagez l'expansion du biceps que vous poursuivrez jusque sur les muscles épitrochléens où vous devrez la délimiter artificiellement afin de découvrir le rond pronateur. Dépouillez du tissu conjonctif qui les entoure, l'artère humérale, ses deux veines satellites, le nerf médian et l'artère collatérale interne ; vous trouverez cette dernière sur l'aponévrose inter-musculaire interne, à une distance variable, au-dessus de l'épitrochlée. Découvrez la portion du muscle brachial antérieur visible en dehors du biceps, et coupez, au niveau du bord externe de ce dernier muscle, les branches du nerf musculo-cutané.

EXPLICATION.

A,A. Coupe de la peau.
a. Corps du biceps brachial.
b. Tendon inférieur de ce muscle.
c. Son expansion aponévrotique.
d. Muscle brachial antérieur.
e. Aponévrose inter-musculaire interne.
f. Muscle long supinateur.
g. Muscle rond pronateur.

1. Artère humérale.
2. Origine de l'artère radiale.
3. Artère collatérale interne.
4,4. Veines humérales.
5. Veine communicante.
6. Nerf médian.
7,7. Branches du nerf musculo-cutané.

FIG. 2. — 4e Plan.

Préparation. — Enlevez le corps du biceps et son expansion aponévrotique, de façon à ne conserver que le tendon inférieur de ce muscle. Enlevez de même : en dehors, le long supinateur, pour découvrir le premier radial externe ; en dedans, toute la masse des muscles épitrochléens jusqu'au plan formé par le fléchisseur profond des doigts. Vous préparerez ensuite avec soin les nombreuses branches vasculaires et nerveuses qui occupent le milieu de la région.

EXPLICATION.

Parties accessoires.

A,A. Coupe de la peau.
B,B. Coupe du biceps brachial.
C,C. Coupe du long supinateur.
D,D. Coupe des muscles épitrochléens.

Parties contenues dans le 4e plan.

a. Muscle brachial antérieur.
b. Aponévrose inter-musculaire interne.
c. Premier radial externe.
d. Muscle fléchisseur profond des doigts.

1. Artère humérale.
2. Artère radiale.
3. Artère cubitale.
4. Artère collatérale interne.
5. Artère récurrente radiale antérieure.
6. Nerf musculo-cutané.
7. Nerf médian.
8. Nerf radial.
9. Nerf cubital.

PLANCHE **17**.

RÉGION DU PLI DU COUDE.

FIG. 1. — **5e Plan.**

Préparation. — Bornez-vous à mettre à découvert le muscle court supinateur, par l'ablation du long supinateur et des deux radiaux externes ; vous préparerez en même temps la branche postérieure du nerf radial. Pour donner plus de netteté à la préparation et suivre plus aisément les branches artérielles, vous pourrez débarrasser celles-ci de leurs veines collatérales, ainsi qu'on le fait en anatomie descriptive.

EXPLICATION.

Parties accessoires.

A,A. Coupe de la peau.
B. Coupe du biceps brachial.
C. Extremité supérieure du long supinateur.
D. Extrémité supérieure du premier radial externe.
E. Extrémité supérieure du second radial externe.
F. Muscle extenseur commun des doigts.
G,G. Coupe des muscles superficiels de l'avant-bras.
H. Veines humérales.
K. Nerf médian.

Parties contenues dans le 5e **plan.**

a. Épitrochlée.
b. Aponévrose intermusculaire interne.
c,c. Muscle brachial antérieur.
d. Muscle court supinateur.
e. Muscle fléchisseur profond des doigts.
f. Tendon inférieur du biceps brachial.
1. Artère humérale.
2. Artère collatérale interne.
3. Artère radiale coupée à son origine.
4. Artère récurrente radiale antérieure.
5. Artère cubitale.
6. Tronc commun des artères récurrentes cubitales.
7. Artère récurrente cubitale antérieure.
8. Artère récurrente cubitale postérieure.
9. Tronc commun des interosseuses.
10. Artère interosseuse antérieure.
11. Artère interosseuse postérieure.
12. Nerf cubital.
13. Branche antérieure du nerf radial coupée.
14. Branche postérieure du nerf radial.
15. Nerf musculo-cutané.

FIG. 2. — **6e Plan.**

Préparation. — Enlevez tous les muscles qui restent encore sur la face antérieure de l'articulation, en conservant seulement l'extrémité terminale du biceps et du brachial antérieur.

EXPLICATION.

Parties accessoires.

A A. Coupe de la peau.
B. Coupe du biceps brachial.
C. Coupe du brachial antérieur.
D,D. Coupe des muscles de la face antérieure de l'avant-bras.
E. Coupe des vaisseaux huméraux.
F. Coupe de l'artère radiale.
G. Coupe de l'artère cubitale.
H. Coupe de l'artère interosseuse antérieure.
K. Coupe du nerf médian.
L. Coupe du nerf cubital.

Parties contenues dans le 6e plan.

a. Aponévrose intermusculaire interne.
b. Aponévrose intermusculaire externe.
c. Insertions humérales du long supinateur et des deux radiaux externes.
d. Tendon du muscle brachial antérieur.
e. Tendon inférieur du biceps brachial.
f. Muscle extenseur commun des doigts.
g. Corps de l'humérus.
h. Épitrochlée.
k. Bord interne de la trochlée humérale.
l. Saillie du bord externe de la trochlée humérale.
m. Saillie du condyle de l'humérus.
n. Épicondyle.
o. Corps du cubitus.
p. Corps du radius.
q. Tubérosité bicipitale du radius.
r. Col du radius.
s. Ligament antérieur de l'articulation du coude.
t. Ligament huméro-coronoïdien.
u. Fibres antérieures du ligament latéral externe.
v. Ligament annulaire.
1,1. Branches de l'artère collatérale interne.
2. Branche antérieure de l'artère humérale profonde.
3. Branche de l'artère récurrente radiale antérieure.
4. Artère récurrente cubitale antérieure.

PLANCHE 18.

RÉGION OLÉCRANIENNE.

FIG. 1. — 1er Plan.

MÉDECINE OPÉRATOIRE.

A,B. Résection du coude. — Procédé de Park. — Incision longitudinale médiane qu'on peut, au besoin, transformer en incision cruciale, pour se donner du jour.

C,D,E,F,G,H. Même opération. — Procédé de Moreau. — C,D, incision longitudinale le long du bord externe de l'humérus; le point C est situé à 5 ou 6 centimètres au-dessus de l'interligne articulaire. — E,F, incision longitudinale interne égale, en longueur, à la précédente. — G, H, incision transversale passant immédiatement au-dessus du sommet de l'olécrâne et aboutissant aux deux incisions longitudinales. — On obtient ainsi deux lambeaux quadrangulaires, un supérieur, E,G,H,C, et un inférieur, F,G,H,D.

C,D,G,H. Même opération. — Procédé de Roux. — C,D, incision longitudinale externe. — H,G, incision transversale. — C'est le procédé de Moreau, moins l'incision longitudinale interne. — Les deux lambeaux sont triangulaires, à base interne.

E,F,G,H. Même opération. — Procédé de Maisonneuve. — E,F, incision longitudinale interne. — G,H, incision transversale. — C'est le procédé de Moreau, moins l'incision longitudinale externe. — Deux lambeaux triangulaires à base externe.

C,K,L. Même opération. — Procédé de Nélaton. — C,K, incision longitudinale externe descendant jusqu'au niveau du col du radius. — K,L, incision horizontale, perpendiculaire à l'extrémité inférieure de la précédente. — Un seul lambeau triangulaire à base supérieure et interne.

FIG. 2. — 2e Plan.

Préparation. — Procédez identiquement comme vous l'avez fait à la région du pli du coude, en prenant un peu plus de précaution pour ménager les vaisseaux et les nerfs superficiels, car le fascia sous-cutané n'est pas toujours très-distinct. Au reste, les veines n'ont qu'une médiocre importance, et vous pouvez vous borner à conserver les rameaux nerveux.

EXPLICATION.

A,A. Coupe de la peau.

B,B. Lambeaux comprenant la peau et le pannicule adipeux sous-cutané.

a. Portion de l'aponévrose d'enveloppe qui recouvre le muscle triceps.

b. Portion de l'aponévrose qui recouvre les muscles épicondyliens.

c. Portion de l'aponévrose qui recouvre le muscle cubital antérieur.

1,1. Petites artères tégumenteuses fournies par les récurrentes.

2,2,2. Veines superficielles innominées de la région olécrânienne.

3,3. Rameaux cutanés du nerf radial.

4. Branche du nerf musculo-cutané.

5. Branche épitrochléenne du nerf brachial cutané interne.

6. Rameaux du nerf brachial cutané interne.

PLANCHE 19.

RÉGION OLÉCRANIENNE.

Fig. 1. — 3e Plan.

Préparation. — Enlevez l'aponévrose qui recouvre le muscle triceps brachial; mettez à découvert le muscle anconé et le nerf cubital à son passage entre l'épitrochlée et l'olécrâne. Cette préparation ne présente aucune difficulté.

EXPLICATION.

A,A. Coupe de la peau.
B. Olécrâne.
C. Épicondyle.
D. Épitrochlée.
a. Portion moyenne du triceps brachial.
b. Vaste interne.
c. Vaste externe.
d. Anconé.
e. Cubital postérieur.
f. Insertion épitrochléenne du cubital antérieur.
g. Insertion olécrânienne du même muscle.
1.1. Branches de l'artère récurrente radiale postérieure.
2,2. Branches de l'artère récurrente cubitale postérieure.
3. Artère collatérale du nerf cubital.
4. Nerf cubital.

Fig. 2. — 4e Plan.

Préparation. — Coupez transversalement le triceps sur la limite supérieure de la région. Renversez-le de haut en bas, en le détachant des aponévroses intermusculaires, et sectionnez-le à la hauteur du bord supérieur de l'olécrâne. Enlevez de même les muscles anconé, cubital antérieur, cubital postérieur et le nerf cubital, en ayant soin de ménager les vaisseaux qui rampent sur la face postérieure de l'articulation. Il ne vous restera plus qu'à extraire le tissu conjonctif qui recouvre les ligaments.

EXPLICATION.

Parties accessoires.

A,A. Coupe de la peau.
B. Coupe supérieure du triceps brachial.
C. Coupe du tendon inférieur du triceps.
D. Coupe du cubital antérieur.
E. Coupe du cubital postérieur.

Parties contenues dans le 4e plan.

a. Aponévrose intermusculaire interne.
b. Aponévrose intermusculaire externe.
c. Face profonde du muscle grand palmaire.
d. Face profonde du muscle extenseur commun des doigts.
e. Muscle court supinateur.
f. Corps de l'humérus.
g. Épitrochlée.
h. Épicondyle.
k. Corps du cubitus.
l. Olécrâne.
m. Col du radius.
n. Ligament latéral interne.
o. Ligament transverse ou épitrochlo-olécrânien.
p. Ligament latéral externe.
q. Ligament annulaire.
1. Branche postérieure de l'artère collatérale interne.
2. Branche postérieure de l'artère humérale profonde.
3. Artère récurrente cubitale postérieure.
4. Artère récurrente radiale postérieure.

PLANCHE 20.

RÉGION ANTIBRACHIALE ANTÉRIEURE.

MÉDECINE OPÉRATOIRE.

A. Ligature de l'artère radiale au tiers inférieur de l'avant-bras. — Incision de 4 ou 5 centimètres le long de l'interstice qui sépare les tendons du grand palmaire et du long supinateur.

B. Ligature de l'artère radiale au tiers supérieur de l'avant-bras. — Incision de 6 ou 7 centimètres, suivant la saillie du bord interne du muscle long supinateur. — A défaut de cette saillie, l'incision suivrait le trajet d'une ligne dont l'extrémité supérieure serait située à 13 millimètres en dehors du milieu du pli du coude, et dont l'extrémité inférieure irait tomber à égale distance entre l'apophyse styloïde du radius et le tendon du grand palmaire.

C. Ligature de l'artère cubitale au tiers inférieur de l'avant-bras. — Incision de 5 à 6 centimètres, le long du bord radial du muscle cubital antérieur.

D. Ligature de l'artère cubitale à la partie moyenne de l'avant-bras. — Incision de 7 ou 8 centimètres suivant le bord radial du muscle cubital antérieur. — Si la saillie de ce muscle n'était pas visible, on inciserait la peau dans la direction présumée de l'artère, puis on chercherait, pour inciser l'aponévrose, le premier interstice musculaire, en partant du bord interne du cubitus et en marchant vers le radius.

E. Ligature de l'artère cubitale au tiers supérieur de l'avant-bras. — On lie le vaisseau à l'union du tiers supérieur avec le tiers moyen de l'avant-bras. Sa direction est indiquée par le trajet d'une ligne allant de l'épitrochlée au côté externe du pisiforme. — Plus haut, la ligature est regardée comme impossible ou peu praticable.

Les amputations de l'avant-bras peuvent se faire à toutes les hauteurs et par toutes les méthodes. — A moins de contre-indication, on préfère généralement la méthode circulaire.

PLANCHE 21.

RÉGION ANTIBRACHIALE ANTÉRIEURE.

2ᵉ Plan.

Préparation. — Faites deux incisions horizontales : la première à la hauteur de l'épitrochlée ou un peu au dessous, la seconde au niveau du premier pli que vous rencontrerez sur la face antérieure de l'avant-bras, en avançant vers le poignet. Menez ensuite une incision verticale médiane étendue d'un bout à l'autre de la région. Enlevez du même coup la peau et le pannicule adipeux, en rabattant les deux lambeaux de chaque côté du membre. Préparez ensuite les vaisseaux et les nerfs superficiels, entre les deux feuillets du fascia superficialis. Enfin, découvrez l'aponévrose d'enveloppe.

EXPLICATION.

A,A. Coupe de la peau.
B,B. Lambeau comprenant la peau et le pannicule adipeux sous-cutané.
a,a. Aponévrose antibrachiale.
1. Artère radiale et ses deux veines satellites vues par transparence à travers l'aponévrose.
2,2. Veines radiales.
3,3. Veines cubitales.
4,4. Veine médiane commune.
5. Veine médiane céphalique.
6. Veine médiane basilique.
7. Veine communicante.
8,8. Rameaux veineux de la face antérieure de l'avant-bras.
9,9. Rameaux du nerf musculo-cutané.
10. Rameau perforant du nerf radial.
11,11. Rameaux de la branche antérieure du nerf brachial cutané interne.
12. Rameau palmaire cutané du nerf médian.

PLANCHE 22.

RÉGION ANTIBRACHIALE ANTÉRIEURE.

3e Plan.

Préparation. — Il vous suffira, pour préparer ce plan, d'enlever l'aponévrose antibrachiale.

EXPLICATION.

A,A. Coupe de la peau.
B. Epitrochlée.
C. Expansion aponévrotique du biceps brachial.
a. Muscle long supinateur.
b. Tendon du long abducteur du pouce.
c. Muscle rond pronateur.
d. Muscle grand palmaire.
e. Muscle petit palmaire.
f. Muscle cubital antérieur.
g,g. Tendons du fléchisseur sublime.
1. Artère radiale.

PLANCHE 23.

RÉGION ANTIBRACHIALE ANTÉRIEURE.

4e Plan.

Préparation. — Coupez, près de la limite inférieure de la région, les tendons du grand palmaire, du petit palmaire du cubital antérieur. Rabattez ces muscles de bas en haut, et coupez-en les corps charnus un peu au-dessous de insertion épitrochléenne, en ayant soin de ménager le rond pronateur. Enlevez ensuite une lamelle aponévrotique ui recouvre le fléchisseur sublime; puis, après avoir étudié ce dernier muscle en place, vous l'enlèverez en procéant de la même façon que pour les trois précédents. Il ne vous restera plus qu'à nettoyer un plan constitué par les eux muscles fléchisseur profond des doigts et long fléchisseur propre du pouce. Dans ce plan se trouvent contenus s principaux nerfs de l'avant-bras, ainsi que les artères radiale et cubitale.

EXPLICATION.

Parties accessoires.

A. Coupe de la peau.
B. Épitrochlée.
C. Coupe des muscles épitrochléens.
D. Expansion aponévrotique du biceps.
E. Muscle long supinateur
F. Muscle long abducteur du pouce.
G. Aponévrose antibrachiale.
H. Tendon du grand palmaire.
K. Tendon du petit palmaire.
L. Tendons du fléchisseur sublime.
M. Tendon du cubital antérieur.
N. Artère humérale au pli du bras.
O. Nerf médian au pli du bras.

Parties contenues dans le quatrième plan.

a. Faisceau épitrochléen du muscle rond pronateur.
b. Faisceau coronoïdien du même muscle.
c,c. Muscle fléchisseur profond des doigts.
d. Muscle long fléchisseur propre du pouce.
1. Artère radiale.
2. Artère cubitale.
3. Nerf médian à l'avant-bras.
4. Rameau palmaire cutané du nerf médian.
5. Nerf cubital.
6. Rameau cutané du nerf cubital.

PLANCHE 24.

RÉGION ANTIBRACHIALE ANTÉRIEURE.

5e Plan.

Préparation. — Enlevez la partie inférieure du muscle rond pronateur, le nerf médian, le nerf cubital, l'artère radiale, l'artère cubitale, le long supinateur, le long fléchisseur du pouce et le fléchisseur commun des doigts. En conservant les extrémités de ces organes, comme le représente la figure, vous aurez une préparation d'ensemble qui vous permettra de revoir, d'un seul coup d'œil, les différents plans de la région. N'oubliez pas de ménager la branche antérieure du nerf radial qui passe obliquement sous la face profonde du muscle long supinateur. Vous terminerez la préparation en détachant le tissu conjonctif qui recouvre les muscles radiaux, le carré pronateur, les vaisseaux et le nerf interosseux.

EXPLICATION.

Parties accessoires.

A,A. Coupe de la peau.
B. Tendon inférieur du biceps brachial.
C. Expansion aponévrotique du biceps.
D. Épitrochlée.
E. Masse commune des muscles épitrochléens.
F. Extrémité supérieure du long supinateur.
G. Extrémité supérieure du fléchisseur profond des doigts.
H. Extrémité supérieure du long fléchisseur du pouce.
I. Tendon du cubital antérieur.
J. Tendon du petit palmaire.
K. Tendon du grand palmaire.
L. Tendons du fléchisseur sublime.
M. Tendons du fléchisseur profond des doigts.
N. Tendon du long supinateur.
O. Muscle long abducteur du pouce.
P. Muscle court extenseur du pouce.
Q. Artère humérale au pli du bras.
R. Extrémité supérieure de l'artère radiale.
S. Extrémité supérieure de l'artère cubitale.
T. Artère récurrente cubitale antérieure.
U. Extrémité inférieure de l'artère radiale.
V. Artère radio-palmaire.
W. Extrémité inférieure de l'artère cubitale.
X. Nerf médian au pli du coude.
Y. Nerf médian à l'avant-bras.
Z. Nerf cubital.

Parties contenues dans le cinquième plan.

a. Radius.
b. Cubitus.
c. Ligament interosseux.
d. Muscle premier radial externe.
e. Muscle second radial externe.
f. Muscle court supinateur.
g. Extrémité inférieure du rond pronateur.
h. Muscle carré pronateur.
1. Artère interosseuse antérieure.
2. Nerf interosseux.
3. Branche antérieure du nerf radial.

PLANCHE 25.

RÉGION ANTIBRACHIALE POSTÉRIEURE.

1er Plan.

MÉDECINE OPÉRATOIRE.

A,B. Amputation dans l'articulation radio-carpienne. — Méthode circulaire. — Incision circulaire au niveau des extrémités carpiennes du premier et du cinquième métacarpien, c'est-à-dire en rasant la racine des éminences thénar et hypothénar.

C,D. Amputation dans l'articulation du coude. — Méthode circulaire. — Procédé de Cornuau. — Incision circulaire à trois travers de doigt au-dessous de l'interligne articulaire, ou mieux à quatre ou cinq travers de doigt au-dessous de l'épitrochlée dont il est toujours facile de sentir la saillie.

Pour ce qui est relatif aux amputations de l'avant-bras dans la continuité, voyez l'explication de la pl. 20.

PLANCHE 26.

RÉGION ANTIBRACHIALE POSTÉRIEURE.

2e Plan.

Préparation. — Délimitez la région par deux incisions horizontales menées à la même hauteur que celles de la région antibrachiale antérieure. Enlevez la peau et le pannicule adipeux sous-cutané, préparez les veines et les nerfs superficiels, et mettez à découvert l'aponévrose antibrachiale par l'ablation du fascia superficialis.

EXPLICATION.

A,A. Coupe de la peau.
B,B. Lambeau comprenant la peau et le pannicule adipeux sous-cutané.
C. Bourse séreuse rétro-olécrânienne ouverte.
D. Saillie de l'épicondyle.
E,E. Aponévrose antibrachiale.
F. Portion de cette aponévrose qui constitue le ligament annulaire postérieur du carpe.

1,1. Artérioles destinées à la peau.
2,2. Veines innominées de la face postérieure de l'avant-bras.
3,3. Veines radiales.
4,4. Rameaux du nerf brachial cutané interne.
5. Rameau cutané du nerf cubital.
6,6. Branches du nerf musculo-cutané.
7. Rameau cutané dorsal du nerf radial.

PLANCHE 27.

RÉGION ANTIBRACHIALE POSTÉRIEURE.

3e Plan.

Préparation. — Conservez seulement la portion de l'aponévrose antibrachiale qui forme le ligament annulaire postérieur du carpe et enlevez tout le reste de cette aponévrose avec les vaisseaux et les nerfs superficiels. Vous éviterez autant que possible de déchirer la partie supérieure des muscles extenseurs et l'anconé auxquels l'aponévrose est extrêmement adhérente.

EXPLICATION.

A,A. Coupe de la peau.
B. Ligament annulaire postérieur du carpe.
C. Épicondyle.
D. Olécrâne.
a. Muscle anconé.
b. Muscle cubital postérieur.
c. Muscle extenseur propre du petit doigt.
d. Muscle extenseur commun des doigts.
e. Muscle long supinateur.
f,f. Muscle premier radial externe.
g,g. Muscle second radial externe.
h. Muscle long abducteur du pouce.
k. Muscle court extenseur du pouce.
l. Muscle long extenseur du pouce.
m. Portion de l'extenseur propre de l'index.
1,1. Rameaux de l'artère interosseuse postérieure.
2. Rameau de l'artère humérale profonde.

PLANCHE 28.

RÉGION ANTIBRACHIALE POSTÉRIEURE.

4ᵉ Plan.

Préparation. — Coupez le tendon de l'extenseur commun, de l'extenseur propre du petit doigt et du cubital postérieur immédiatement au-dessus du ligament annulaire postérieur. Renversez ces muscles de bas en haut et sectionnez-les transversalement lorsque vous aurez mis à découvert le court supinateur. Il ne vous restera plus qu'à enlever une lame celluleuse qui recouvre le plan profond et à débarrasser ce plan du tissu conjonctif qui la cache en partie.

EXPLICATION.

Parties accessoires.

A,A. Coupe de la peau.
B. Épicondyle.
C. Olécrâne.
D. Extrémité supérieure de l'extenseur commun des doigts.
E. Extrémité supérieure du cubital postérieur.
F. Muscle anconé.
G. Ligament annulaire postérieur du carpe.
H,H. Tendons de l'extenseur commun des doigts.
K. Tendon de l'extenseur propre du petit doigt.
L. Tendon du cubital postérieur.
M. Muscle long supinateur.
N,N. Premier radial externe.
O,O. Second radial externe.

Parties contenues dans le quatrième plan.

a. Face postérieure du radius.
b. Face postérieure du cubitus.
c. Muscle court supinateur.
d. Long abducteur propre du pouce.
e. Muscle court extenseur propre du pouce.
f. Mucle long extenseur du pouce.
g. Extenseur propre de l'index.
1. Artère interosseuse postérieure.
2,2. Rameaux de la branche postérieure du nerf radial.

PLANCHE 29.

COUPES DE L'AVANT-BRAS.

FIG. 1. — **Coupe transversale de l'avant-bras sur la limite du coude.**

EXPLICATION.

A. Coupe du cubitus.
B. Coupe du radius.
a. Coupe des muscles épitrochléens (extrémité supérieure du rond pronateur, du grand et du petit palmaires).
b. Muscle cubital antérieur.
c. Muscle fléchisseur sublime.
d. Muscle fléchisseur profond des doigts.
e. Muscle anconé.
f. Muscle long supinateur.
g. Premier radial externe.
h. Second radial externe.
k. Muscle court supinateur.
l. Tendon du biceps brachial.
m. Coupe des muscles épicondyliens.

1. Artère radiale.
2. Artère cubitale.
3. Artère interosseuse antérieure.
4. Artère récurrente radiale antérieure.
5. Artère récurrente cubitale antérieure.
6. Veine médiane commune.
7,7. Veines radiales superficielles.
8,8. Veines cubitales superficielles.
9. Nerf médian.
10. Nerf radial.
11. Nerf cubital.
12. Rameau du nerf musculo-cutané.
13. Rameau du nerf brachial cutané interne.

FIG. 2. — **Coupe transversale au tiers supérieur de l'avant-bras.**

EXPLICATION.

A. Coupe du cubitus.
B. Coupe du radius.
a. Tendon du petit palmaire.
b. Muscle grand palmaire.
c. Muscle rond pronateur.
d. Muscle fléchisseur sublime.
e. Muscle cubital antérieur.
f. Muscle fléchisseur profond des doigts.
g. Muscle long fléchisseur du pouce.
h. Muscle extenseur commun des doigs.
k. Muscle extenseur propre du petit doigt.
l. Muscle cubital postérieur.
m. Muscle long abducteur du pouce.
n. Muscle long supinateur.
o. Premier radial externe.
p. Second radial externe.
q. Muscle court supinateur.

1. Artère radiale.
2. Artère cubitale.
3. Artère interosseuse antérieure.
4. Veines radiales superficielles.
5. Veines cubitales superficielles.
6. Nerf médian.
7. Nerf radial.
8. Nerf cubital.
9. Nerf interosseux.
10. Rameau du nerf musculo-cutané.
11. Rameau du nerf brachial cutané interne.

FIG. 3. — **Coupe transversale au tiers moyen de l'avant-bras.**

EXPLICATION.

A. Coupe du cubitus.
B. Coupe du radius.
a. Tendon du petit palmaire.
b. Tendon du grand palmaire.
c. Muscle cubital antérieur.
d. Muscle fléchisseur sublime.
e. Muscle fléchisseur profond des doigts.
f. Muscle long fléchisseur du pouce.
g. Muscle extenseur commun des doigts.
h. Muscle extenseur propre du petit doigt.
k. Muscle cubital postérieur.
l. Muscle long abducteur du pouce.
m. Muscle court extenseur du pouce.
n. Tendon du long supinateur.
o. Tendon du premier radial externe.
p. Tendon du second radial externe.

1. Artère radiale.
2. Artère cubitale.
3. Artère interosseuse antérieure.
4. Branche de l'artère interosseuse postérieure.
5,5. Veines superficielles de l'avant-bras.
6. Nerf médian.
7. Nerf radial (branche cutanée).
8. Nerf cubital.
9. Rameau du nerf musculo-cutané.
10. Rameau du nerf brachial cutané interne.

FIG. 4. — **Coupe transversale au tiers inférieur de l'avant-bras.**

EXPLICATION.

A. Coupe du cubitus.
B. Coupe du radius.
a. Tendon du petit palmaire.
b. Tendon du grand palmaire.
c. Muscle cubital antérieur.
d. Muscle fléchisseur sublime.
e. Tendon du long fléchisseur du pouce.
f. Muscle carré pronateur.
g. Muscles extenseurs des doigts.
h. Tendon du cubital postérieur.
k. Muscle long extenseur du pouce.
l. Muscle extenseur propre de l'index.
m. Tendon du long supinateur.
n. Tendon du premier radial externe.
o. Tendon du second radial externe.
p. Tendons réunis du long abducteur et du court extenseur du pouce.

1. Artère radiale.
2. Artère cubitale.
3. Artère interosseuse antérieure.
4. Branche de l'artère interosseuse postérieure.
5,5. Veines superficielles de l'avant-bras.
6. Nerf médian.
7. Nerf cubital.

PLANCHE 30.

RÉGION PALMAIRE.

Fig. 1. — 1er Plan.

MÉDECINE OPÉRATOIRE.

A,B. Amputation dans l'articulation radio-carpienne. — Méthode elliptique. — Procédé à lambeau palmaire.— Les deux extrémités du lambeau aboutissent à 6 ou 7 millimètres au-dessous des apophyses styloïdes du cubitus et du radius.

C,D. Désarticulation du premier métacarpien.— Méthode ovalaire. — Incision en raquette. — L'incision ovalaire va rejoindre l'incision verticale à 25 ou 30 millimètres au-dessous de l'article (voy. pl. 33, fig. 1).

E,F. Désarticulation des quatre derniers doigts. — Méthode elliptique. — L'incision palmaire doit descendre aussi bas que possible sur la racine des doigts.

G,H. Amputation de la seconde phalange d'un doigt.— Procédé à lambeau palmaire. — La base du lambeau correspond au pli digital palmaire.

K,L. Amputation de la troisième phalange d'un doigt.— Procédé à lambeau palmaire. — La base du lambeau correspond à 2 millimètres au-dessous du pli digital palmaire.

Fig. 2. — 2e Plan.

Préparation. — Incisez transversalement la peau : 1° sur le pli qui marque la limite entre l'avant-bras et le poignet ; 2° en suivant la racine des doigts. Joignez ces deux incisions par une incision verticale médiane et rabattez de chaque côté les lambeaux cutanés en mettant à découvert les trois portions de l'aponévrose palmaire. Vous conserverez les vaisseaux et les nerfs qui se distribuent à la peau, et vous aurez soin de ménager le muscle palmaire cutané dont les faisceaux, immédiatement sous-dermiques, s'étendent transversalement sur la racine de l'éminence hypothénar. Les languettes que l'aponévrose palmaire moyenne envoie aux commissures interdigitales seront coupées après que vous en aurez étudié la disposition. Enfin, vous inciserez longitudinalement la face palmaire d'un doigt et vous préparerez la gaîne des tendons fléchisseurs.

EXPLICATION.

A,A. Coupe de la peau.
B,B. Lambeaux cutanés.
a. Aponévrose antibrachiale.
b. Tendon du muscle cubital antérieur.
c. Tendon du muscle petit palmaire.
d. Aponévrose palmaire moyenne.
e,e. Languettes que l'aponévrose palmaire moyenne envoie à la peau de la racine des doigts.
f,f. Fibres transversales et arcades de l'aponévrose palmaire moyenne.
g. Origine des gaînes des tendons fléchisseurs.
h. Gaîne des tendons fléchisseurs du médius.
k,k. Fibres en X qui constituent cette gaîne au devant des articulations phalangiennes.
l. Aponévrose qui recouvre l'éminence thénar
m. Muscle palmaire cutané.
n. Aponévrose de l'éminence hypothénar.
1. Artérioles fournies par l'arcade palmaire superficielle.
2,2. Artères collatérales des doigts.
3. Veines superficielles de l'éminence thénar.
4. Veines superficielles de l'éminence hypothénar.
5. Nerf collatéral externe dorsal du pouce, fourni par le radial.
6,6. Nerfs collatéraux palmaires du pouce, fournis par le médian.
7. Rameau cutané palmaire du nerf médian.
8,8. Autres rameaux cutanés fournis par le même nerf.
9. Nerf collatéral palmaire externe de l'index.
10. Nerf collatéral palmaire interne de l'index.
11,11. Nerfs collatéraux palmaires du médius.
12. Nerf collatéral externe de l'annulaire, fourni par le médian.
13. Nerf collatéral palmaire interne de l'annulaire, fourni par le cubital.
14,14. Nerfs collatéraux palmaires du petit doigt.
15,15. Rameaux cutanés palmaires du nerf cubital.

PLANCHE 31.

RÉGION PALMAIRE.

Fig. 1. — 3e Plan.

Préparation. — Enlevez l'aponévrose antibrachiale. Coupez transversalement le tendon du petit palmaire et renversez de haut en bas l'aponévrose palmaire moyenne, en la détachant du ligament annulaire antérieur du carpe et en coupant les cloisons qui l'unissent à l'aponévrose interosseuse. Mettez à nu les muscles des éminences thénar et hypothénar et enlevez le tissu conjonctif qui entoure tous les organes de la région palmaire. Vous terminerez en ouvrant longitudinalement la gaîne palmaire d'un doigt pour voir la disposition des tendons fléchisseurs.

EXPLICATION.

A,A. Coupe de la peau.
B. Ligament annulaire antérieur du carpe.
a. Tendon du muscle court extenseur du pouce.
b. Tendon du muscle long abducteur du pouce.
c. Tendon du muscle grand palmaire.
d,d. Muscle fléchisseur sublime au poignet.
e. Extrémité inférieure du cubital antérieur.
f. Faisceau supérieur du court abducteur du pouce.
g. Faisceau inférieur du même muscle.
h. Faisceau superficiel du court fléchisseur du pouce.
k. Tendon du muscle long fléchisseur du pouce.
l. Muscle court adducteur du pouce.
m. Premier interosseux dorsal.
n,n. Tendons du fléchisseur sublime à la main.
o,o. Tendons du fléchisseur profond à la main.
p,p. Muscles lombricaux.
q. Muscle adducteur du petit doigt.
r. Muscle court fléchisseur du petit doigt.
1. Artère radiale.
2. Artère radio-palmaire.
3. Artère cubitale.
4. Arcade palmaire superficielle.
5. Artères collatérales des doigts fournies par la convexité de l'arcade palmaire superficielle.
6. Nerf cubital.
7,7. Nerfs collatéraux palmaires fournis par le médian.
8,8. Nerfs collatéraux palmaires fournis par le cubital.

Fig. 2. — 4e Plan.

Préparation. — Coupez l'artère radio-palmaire et la cubitale vers la partie supérieure de la région ; rabattez-les de haut en bas et sectionnez les artères collatérales au niveau des commissures interdigitales. Faites de même pour les nerfs médian, cubital et pour les tendons du muscle fléchisseur sublime. Préparez, à la paume de main, les muscles lombricaux et les tendons du fléchisseur profond des doigts. Terminez en enlevant, à l'éminence thénar, le court abducteur du pouce et, à l'éminence hypothénar, l'abducteur et le court fléchisseur du petit doigt.

EXPLICATION.

Parties accessoires.

A,A. Coupe de la peau.
B. Tendon du muscle court extenseur du pouce.
C. Tendon du muscle long abducteur du pouce.
D. Tendon du muscle grand palmaire.
E,E. Muscle fléchisseur sublime au poignet.
F. Tendon du muscle petit palmaire.
G. Extrémité inférieure du cubital antérieur.
H,H. Coupe du muscle court abducteur du pouce.
K,K. Coupe du muscle adducteur du petit doigt.
L,L. Coupes des tendons du fléchisseur sublime à la main.
M. Artère radio-palmaire.
N. Artère cubitale.
O,O. Artères collatérales des doigts.
P. Nerf cubital.
Q,Q. Nerfs collatéraux des doigts.

Parties contenues dans le 4e plan.

a. Ligament annulaire antérieur du carpe.
b. Faisceau superficiel du muscle court fléchisseur du pouce.
c. Muscle opposant du pouce.
d. Tendon du muscle long fléchisseur du pouce.
e. Muscle adducteur du pouce.
f. Premier interosseux dorsal.
g,g. Tendons du muscle fléchisseur profond à la main.
h. Tendon du muscle fléchisseur profond au médius.
k,k. Muscles lombricaux.
l. Muscle court fléchisseur du petit doigt.
m. Muscle opposant du petit doigt.

PLANCHE 32.

RÉGION PALMAIRE.

FIG. 1. — 5e Plan.

Préparation. — Incisez longitudinalement le ligament annulaire antérieur du carpe ; enlevez les tendons des muscles fléchisseurs des doigts, les lombricaux, et préparez le ligament antérieur de l'articulation radio-carpienne ainsi que les muscles interosseux et l'adducteur du pouce. Terminez en découvrant complétement le premier et le cinquième métacarpiens par l'ablation des muscles opposants.

EXPLICATION.

Parties accessoires.

A,A. Coupe de la peau.
B. Tendon du muscle court extenseur du pouce.
C. Tendon du muscle long abducteur du pouce.
D. Tendon du muscle grand palmaire.
E,E. Coupe des muscles fléchisseurs au poignet.
F. Extrémité inférieure du cubital antérieur.
G,G. Coupes des tendons du muscle fléchisseur sublime.
H,H. Coupes des tendons du muscle fléchisseur profond des doigts.
K,K. Coupes du muscle court abducteur du pouce.
L,L. Coupes du faisceau superficiel du muscle court fléchisseur du pouce.
M. Coupe du muscle opposant du pouce.
N. Tendon du long fléchisseur du pouce.
O,O. Coupes des muscles abducteur et court fléchisseur du petit doigt.
P. Artère radio-palmaire.
Q. Artère cubitale.

Parties contenues dans le 5e plan.

a. Premier métacarpien.
b. Face antérieure de l'articulation trapézo-métacarpienne.
c. Ligament antérieur de l'articulation radio-carpienne.
d. Cinquième métarcapien.
e. Face antérieure de l'articulation du cinquième métacarpien avec l'os crochu.
f,f. Face postérieure de la gaîne des tendons fléchisseurs.
g. Faisceau profond du court fléchisseur du pouce.
h. Muscle adducteur du pouce.
k. Premier interosseux dorsal.
l. Premier interosseux palmaire.
m. Second interosseux dorsal.
n. Second interosseux palmaire.
o. Quatrième interosseux dorsal.
p. Troisième interosseux palmaire.
1. Artère radiale.
2. Branche profonde de l'artère cubitale.
3. Arcade palmaire profonde.
4,4. Artères interosseuses.
7. Branche profonde ou interosseuse du nerf cubital.

FIG. 2. — 6e Plan.

Le meilleur moyen de se rendre un compte exact et complet du plan profond de cette région consiste à préparer les articulations du poignet et de la main. A défaut de cette préparation, on pourra étudier la disposition des os sur une main montée artificiellement.

EXPLICATION.

a. Extrémité inférieure du radius.
b. Extrémité inférieure du cubitus.
c. Scaphoïde.
d. Semi-lunaire.
e. Pyramidal.
f. Pisiforme.
g. Trapèze.
h. Trapézoïde.
k. Grand os.
l. Os crochu.
m. Premier métacapien.
n. Second métacarpien.
o. Troisième métacarpien.
p. Quatrième métacarpien.
q. Cinquième métacarpien.
r. Première phalange du pouce.
s,s. Première phalange des quatre derniers doigts.
t,t. Seconde phalange des quatre derniers doigts.
u. Phalange unguéale du pouce.
v. Phalange unguéale des quatre derniers doigts.

PLANCHE 33.

RÉGION DORSALE DU POIGNET ET DE LA MAIN.

Fig. 1. — 1er Plan.

MÉDECINE OPÉRATOIRE.

A,B,C. Amputation dans l'articulation radio-carpienne. — Méthode elliptique. — Procédé à lambeau dorsal. — A,B. Extrémités du lambeau situées à 6 ou 7 millimètres au-dessous des apophyses styloïdes du radius et du cubitus. — C. Partie convexe du lambeau descendant jusqu'à 5 millimètres au-dessous de l'articulation carpo-métacarpienne du médius.

D,E,F,G. Désarticulation du métacarpien du pouce. — Méthode ovalaire. — Procédé en raquette ou en Y. — D,E. Incision verticale qui commence à 12 millimètres au-dessus de l'article et descend à 3 centimètres au-dessous. — F,E,G. Incision ovalaire aboutissant à la commissure interdigitale.

H,K,L,M. Désarticulation du deuxième métacarpien. — Méthode ovalaire. — Procédé en raquette. — Incision verticale remontant à quelques millimètres au-dessus de l'article et se terminant, en bas, par une incision ovalaire menée au niveau de la commissure interdigitale.

N,O,P,Q. Désarticulation du cinquième métacarpien. — Méthode ovalaire. — Procédé en raquette. — L'incision verticale doit être faite sur le milieu de la face dorsale du métacarpien. — Les données sont les mêmes que pour la désarticulation du second métacarpien.

R,S,T,U. Désarticulation d'un doigt. — Méthode ovalaire. — Procédé en raquette. — R,S. Incision verticale commençant à 7 ou 8 millimètres au-dessus de l'article. — T,S,U. Incision ovalaire menée au niveau de la commissure et allant passer, en avant, dans le pli digito-palmaire.

V,X. Amputation de la deuxième phalange d'un doigt. — Procédé à lambeau palmaire. — L'incision transversale doit correspondre à 3 ou 4 millimètres au-dessous de la saillie formée par l'extrémité de la première phalange.

Y,Z. Amputation de la troisième phalange d'un doigt. — Procédé à lambeau palmaire. — L'incision transversale correspond à 2 millimètres au-dessous de la saillie formée par l'extrémité de la seconde phalange.

Fig. 2. — 2e Plan.

Préparation. — Suivez, pour les incisions cutanées, le même ordre et la même direction qu'à la région palmaire. Vous aurez ici beaucoup plus de facilité à disséquer et à rabattre les lambeaux, à cause de la présence d'un fascia superficialis lamelleux dans lequel vous trouverez des veines superficielles et des rameaux nerveux en très-grand nombre. Après avoir isolé tous ces organes, préparez l'aponévrose dorsale et poursuivez, jusqu'à l'extrémité d'un doigt, le tendon extenseur et les prolongements fibreux qui l'accompagnent.

EXPLICATION.

A,A. Coupe de la peau.
B,B. Lambeaux comprenant la peau et le pannicule adipeux.
a. Aponévrose antibrachiale.
b. Ligament annulaire postérieur du carpe.
c. Aponévrose dorsale de la main.
d,d. Fibres transversales de cette aponévrose.
e. Tendon de l'extenseur commun destiné à l'index.
f. Tendon de l'extenseur propre de l'index.
g. Tendon de l'extenseur commun destiné au médius.
h,h. Expansion latérale de ce tendon au niveau de l'articulation métacarpo-phalangienne.
k. Bandelette moyenne de ce tendon s'insérant à la seconde phalange.
l,l. Bandelettes latérales de ce tendon allant se fixer à la troisième phalange.
m. Tendon de l'extenseur commun destiné à l'annulaire.
n,n. Tendons extenseurs du petit doigt.
o. Tendon du long extenseur du pouce.
p. Tendon du premier radial externe.
q. Tendon du second radial externe.
r,r. Muscles interosseux dorsaux, vus par transparence à travers l'aponévrose.
1,1. Veines collatérales des doigts.
2,2. Veines innominées de la face dorsale de la main et du poignet.
3. Veine céphalique du pouce.
4. Veine salvatelle.
5,5. Filets du nerf brachial cutané interne.
6,6. Branche cutanée dorsale du nerf radial.
7,7. Rameaux cutanés fournis par cette branche.
8,8. Nerfs collatéraux dorsaux fournis par la branche cutanée dorsale du nerf radial.
9. Branche dorsale du nerf cubital.
10. Rameau cutané fourni par cette branche.
11,11. Nerfs collatéraux dorsaux fournis par le nerf cubital.
12. Branche anastomotique dorsale entre le nerf cubital et le nerf radial.

PLANCHE 34.

RÉGION DORSALE DU POIGNET ET DE LA MAIN.

Fig. 1. — 3e Plan.

Préparation. — Enlevez tous les tendons qui constituent le plan superficiel et coupez-les transversalement au niveau de la limite supérieure du poignet. Préparez ensuite les muscles interosseux dorsaux et la face postérieure de l'articulation radio-cubito-carpienne, en ménageant les artères transverses et interosseuses.

EXPLICATION.

Parties accessoires.

A,A. Coupe de la peau.
B. Tendon du muscle court extenseur du pouce.
C,C. Tendon du premier radial externe.
D,D. Tendon du second radial externe.
E,E. Muscle long extenseur du pouce.
F,F. Tendons de l'extenseur commun des doigts.
G,G. Tendon de l'extenseur propre du petit doigt.
H,H. Tendon de l'extenseur propre de l'index.
K,K. Tendon du cubital postérieur.
L. Extrémité externe du muscle adducteur du pouce.
M. Muscle adducteur du petit doigt.

Parties contenues dans le 3e plan.

a. Extrémité inférieure du radius.
b. Extrémité inférieure du cubitus.
c. Ligament postérieur de l'articulation radio-cubito-carpienne.
d. Muscle premier interosseux dorsal.
e. Second interosseux dorsal.
f. Troisième interosseux dorsal.
g. Quatrième interosseux dorsal.
1. Artère radiale.
2. Artère transverse postérieure du carpe.
3. Branche de l'artère interosseuse postérieure.
4. Artère interosseuse dorsale du premier espace.
5. Artère interosseuse dorsale du second espace.
6,6. Artères interosseuses dorsales du troisième et du quatrième espace.
7. Rameau articulaire de la branche postérieure du nerf radial.

Fig. 2. — 4e Plan.

EXPLICATION.

a. Extrémité inférieure du radius.
b. Extrémité inférieure du cubitus.
c. Scaphoïde.
d. Semi-lunaire.
e. Pyramidal.
f. Pisiforme.
g. Trapèze.
h. Trapézoïde.
k. Grand os.
l. Os crochu.
m. Premier métacarpien.
n. Second métacarpien.
o. Troisième métacarpien.
p. Quatrième métacarpien.
q. Cinquième métacarpien.
r. Première phalange du pouce.
s,s. Première phalange des quatre derniers doigts.
t,t. Seconde phalange des quatre derniers doigts.
u. Phalange unguéale du pouce.
v,v. Phalange unguéale des quatre derniers doigts.

PLANCHE 35.

COUPES DU POIGNET ET DE LA MAIN.

FIG. 1. — **Coupe transversale dans l'extrémité inférieure des deux os de l'avant-bras immédiatement au-dessus de l'articulation radio-carpienne.**

EXPLICATION.

A,A. Coupe de la peau.
B. Coupe de l'extrémité inférieure du radius.
C. Coupe de la petite tête du cubitus.
D. Coupe de l'apophyse styloïde du cubitus.
a. Muscle petit palmaire.
b. Muscle grand palmaire.
c,c. Tendons du fléchisseur sublime.
d,d. Tendons du fléchisseur profond.
e. Long fléchisseur du pouce.
f. Cubital antérieur.
g. Tendons de l'extenseur commun.
h. Extenseur propre du petit doigt.
k. Cubital postérieur.
l. Extenseur propre de l'indicateur.
m. Long extenseur du pouce.
n. Long abducteur du pouce.
o. Court extenseur du pouce.
p. Premier radial externe.
q. Second radial externe.
1. Artère radiale.
2. Artère cubitale.
3,3. Veines superficielles.
4. Nerf médian.
5. Nerf cubital.

FIG. 2. — **Coupe transversale dans la première rangée des os du carpe.**

EXPLICATION.

A,A. Coupe de la peau.
B. Scaphoïde.
C. Semi-lunaire.
D. Pyramidal.
E. Pisiforme.
a. Muscle petit palmaire.
b. Muscle grand palmaire.
c. Tendon du fléchisseur sublime.
d,d. Tendons du fléchisseur profond.
e. Long fléchisseur du pouce.
f. Tendon commun au cubital antérieur et à l'adducteur du petit doigt.
g,g. Tendons de l'extenseur commun.
h. Extenseur propre du petit doigt.
k. Cubital postérieur.
l. Long abducteur du pouce.
m. Court extenseur du pouce.
n. Long extenseur du pouce.
o. Premier radial externe.
p. Second radial externe.
1. Artère radiale.
2. Artère cubitale.
3,3. Veines superficielles.
4. Nerf cubital.
5. Nerf médian.

FIG. 3. — **Coupe transversale dans la seconde rangée des os du carpe.**

EXPLICATION.

A,A. Coupe de la peau.
B. Trapèze.
C. Trapézoïde.
D. Grand os.
E. Os crochu.
F. Extrémité supérieure du cinquième métacarpien.
a. Muscles de l'éminence thénar.
b. Muscles de l'éminence hypothénar.
c. Grand palmaire.
d,d. Tendons du fléchisseur sublime.
e,e. Tendons du fléchisseur profond.
f. Long fléchisseur du pouce.
g,g. Tendons de l'extenseur commun.
h. Extenseur propre du petit doigt.
k. Long abducteur du pouce.
l. Court extenseur du pouce.
m. Long extenseur du pouce.
n. Premier radial externe.
o. Second radial externe.
1. Artère radiale.
2. Artère cubitale.
3. Nerf médian.
4. Nerf cubital.

FIG. 4. — **Coupe transversale au milieu du métacarpe.**

EXPLICATION.

A,A. Coupe de la peau.
B. Premier métacarpien.
C. Deuxième métacarpien.
D. Troisième métacarpien.
E. Quatrième métacarpien.
F. Cinquième métacarpien.
a. Court abducteur du pouce.
b. Opposant du pouce.
c. Faisceau superficiel du court fléchisseur du pouce.
d. Faisceau profond du même muscle.
e. Long fléchisseur du pouce.
f. Adducteur du pouce.
g. Premier interosseux palmaire.
h. Second interosseux palmaire.
k. Troisième interosseux palmaire.
l,l. Tendons fléchisseurs des doigts.
m,m. Lombricaux.
n. Adducteur du petit doigt.
o. Court fléchisseur du petit doigt.
p. Opposant du petit doigt.
q. Tendons extenseurs du pouce.
r,r. Tendons extenseurs des doigts.
s. Premier interosseux dorsal.
t. Second interosseux dorsal.
u. Troisième interosseux dorsal.
v. Quatrième interosseux dorsal.
1. Artère radiale.
2,2. Branches collatérales des doigts fournies par l'arcade palmaire superficielle.
3,3. Veines superficielles.

PLANCHE 36.

RÉGION DE L'AINE (FACE ANTÉRIEURE).

1er Plan (Côté droit de la figure).

MÉDECINE OPÉRATOIRE.

A,B. Ligature de l'artère iliaque externe. — Procédé d'A. Cooper. — Incision curviligne à concavité supérieure, dont l'extrémité interne commence au milieu du ligament de Fallope et dont l'extrémité externe aboutit à 4 centimètres en dedans de l'épine iliaque antérieure et supérieure.

C,D. Ligature de l'artère fémorale au bas du triangle de Scarpa. — L'incision suit le trajet de l'artère et son milieu correspond à 11 ou 12 centimètres au-dessous de l'arcade crurale.

2e Plan (Côté gauche de la figure).

Préparation. — Faites une première incision cutanée horizontale, étendue de l'épine iliaque antérieure et supérieure au bord externe du muscle droit de l'abdomen. De l'extrémité interne de cette incision, conduisez-en une seconde qui descendra d'abord verticalement jusqu'au pubis, contournera ensuite la racine de la verge, entamera la partie supérieure du scrotum et gagnera enfin la face antérieure de la cuisse pour se terminer au point de réunion des muscles couturier et moyen adducteur. Rabattez le lambeau de dedans en dehors et prenez bien soin de disséquer lentement, couche par couche, la peau et les deux lames sous-cutanées. Conservez les vaisseaux et les nerfs superficiels, ainsi que les ganglions lymphatiques logés dans les graisses de la portion crurale de l'aine. Le dartos et le ventrier ne sont bien visibles que sur les sujets très-vigoureux.

EXPLICATION.

E,E. Coupe de la peau.
F. Lambeau comprenant la peau et le pannicule adipeux.
a. Feuillet profond du fascia superficialis laissé adhérent au lambeau dans cette portion de la préparation.
b. Adhérences du fascia superficialis à l'arcade crurale.
c. Aponévrose du muscle grand oblique.
d. Gaîne celluleuse du muscle grand oblique
e. Petite portion de cette gaîne disséquée et soulevée.
f. Fibres musculaires du grand oblique.
g. Dartos.
h. Ventrier.
k. Aponévrose de la cuisse.
l. Graisse et ganglion lymphatiques superficiels.
1. Tronc de l'artère tégumenteuse abdominale.
2,2. Branches de cette artère s'enfonçant entre les deux feuillets du fascia superficialis.
3,3. Branches de l'artère honteuse externe.
4,4. Veines tégumenteuses abdominales.
5. Veine saphène interne.
6. Veine dorsale de la verge.
7,7. Rameaux perforants abdominaux des derniers nerfs intercostaux.
8. Rameau scrotal de la grande branche abdominale du plexus lombaire.
9. Rameau de la branche inguinale interne (génito-crurale) du plexus lombaire.
10,10. Rameaux de la branche inguinale externe (fémorale cutanée externe) du plexus lombaire.
11,11. Rameaux perforants du nerf crural.

PLANCHE 37.

RÉGION DE L'AINE (FACE ANTÉRIEURE).

3e Plan (côté gauche de la figure).

Préparation. — Mettez à nu les fibres musculaires du grand oblique et préparez l'aponévrose d'insertion de ce muscle en enlevant les fibres du dartos. Plus bas, dans la portion inguino-crurale de la région, vous commencerez la dissection par le côté externe et vous enlèverez le tissu adipeux ainsi que les ganglions lymphatiques superficiels en raclant plutôt qu'en coupant. Vous découvrirez ainsi : en dehors, le fascia lata ; au milieu, le fascia cribriformis, et en dedans, la gaîne aponévrotique du muscle moyen adducteur.

EXPLICATION.

A,A. Coupe de la peau.
B. Épine iliaque antéro-supérieure.
a. Fibres musculaires du grand oblique.
b. Aponévrose d'insertion du grand oblique.
c. Feuillet antérieur de la gaîne du grand droit.
d. Feuillet antérieur de la gaîne du pyramidal.
e. Fibres arciformes de l'aponévrose du grand oblique.
f. Gaîne celluleuse fournie au cordon des vaisseaux spermatiques par l'aponévrose du grand oblique.
g. Ligament suspenseur de la verge.
h. Gaîne fibreuse de la verge.
k. Arcade crurale.
l. Fascia lata.
m. Fascia cribriformis.
n. Gaîne aponévrotique du muscle moyen adducteur.
o. Ganglion lymphatique.
1. Artère sous-cutanée abdominale.
2,2. Artères honteuses externes.
3,3. Artères cutanées et ganglionnaires.
4. Veine saphène interne.
5,5. Rameaux perforants abdominaux des derniers nerfs intercostaux.
6. Rameau scrotal de la grande branche abdominale du plexus lombaire.
7. Rameau crural de la branche inguinale interne (génito-crurale) du plexus lombaire.
8,8. Rameaux de la branche inguinale externe (fémorale cutanée externe) du plexus lombaire.
9,9. Rameaux perforants du nerf crural.

4e Plan (côté droit de la figure).

Préparation. — Détachez le feuillet antérieur de la gaîne du grand droit, à la partie supérieure de la préparation ; renversez de haut en bas l'aponévrose du grand oblique et coupez-la parallèlement à l'arcade crurale, à une petite distance au-dessus de cette arcade. Enlevez la gaîne celluleuse du cordon et découvrez l'anneau inguinal externe et ses deux piliers. Enfin, disséquez l'aponévrose de la cuisse et mettez à nu le triangle inguino-crural dans lequel vous préparerez la veine et l'artère crurale, tout en laissant en place la gaîne fibreuse des muscles psoas et pectiné.

EXPLICATION.

A,A. Coupe de la peau.
B. Épine iliaque antéro-supérieure.
a. Coupe du feuillet antérieur de la gaîne du grand droit.
b. Feuillet postérieur de la gaîne du pyramidal.
c. Muscle grand droit de l'abdomen.
d. Muscle pyramidal.
e. Muscle petit oblique de l'abdomen.
f. Portion inférieure de l'aponévrose du grand oblique.
g. Pilier interne ou supérieur de l'anneau inguinal externe.
h. Pilier externe ou inférieur de cet anneau.
k. Cordon des vaisseaux spermatiques recouvert du crémaster.
l. Arcade crurale.
m. Gaîne aponévrotique du psoas (fascia iliaca).
n. Gaîne aponévrotique du pectiné.
o. Ligament de Gimbernat.
p. Fascia lata.
q. Muscle couturier.
r. Muscle moyen adducteur ou premier adducteur.
s. Muscle droit interne.
t. Ganglion lymphatique placé entre le ligament de Gimbernat et la veine crurale.
u. Cloison cellulo-fibreuse interposée à la veine et à l'artère crurales.
1. Artère crurale.
2. Origine de l'artère épigastrique.
3. Origine de l'artère circonflexe iliaque.
4. Veine crurale.
5. Embouchure de la veine saphène interne.
6,6. Rameaux perforants abdominaux des derniers nerfs intercostaux.
7. Rameau de la branche inguinale externe (fémorale cutanée externe) du plexus lombaire.
8,8. Rameaux cutanés du nerf crural.
9. Rameau accessoire du nerf saphène interne.

PLANCHE 38.

RÉGION DE L'AINE (FACE ANTÉRIEURE).

5e Plan (Côté gauche de la figure).

Préparation. — Enlevez le muscle pyramidal. — Coupez transversalement le grand droit à la partie supérieure de la région, rabattez-le de haut en bas et conservez seulement son tendon inférieur. Renversez complétement l'aponévrose du grand oblique en avant, pour bien voir l'intérieur du canal inguinal. Rabattez le petit oblique de haut en bas et coupez-le, lorsqu'il ne vous sera plus possible de séparer ses fibres de celles du transverse. Enfin, enlevez la portion moyenne du couturier et préparez les branches superficielles que le nerf crural fournit dans le triangle inguino-crural.

EXPLICATION.

Parties accessoires.

A,A. Coupe de la peau.
B,B. Coupes du muscle droit.
C. Ligament suspenseur de la verge.
D. Gaîne fibreuse de la verge.
E. Aponévrose du grand oblique renversée.
F. Fascia lata.
G,G. Coupes du couturier.
H. Moyen adducteur.

Parties contenues dans le 5e plan.

a. Coupe de la portion supérieure du petit oblique.
b. Portion inférieure du petit oblique.
c. Crémaster.
d. Muscle transverse.
e. Feuillet postérieur de la gaîne du grand droit.
f. Arcade de Douglas.
g. Fascia transversalis.
h. Muscle pectiné.
k. Psoas.
l. Muscle droit antérieur.
1. Artère épigastrique.
2. Branche de l'artère circonflexe iliaque.
3. Artère crurale.
4. Veine crurale.
5. Grande branche abdominale du plexus lombaire.
6. Petite branche abdominale du plexus lombaire.
7. Branche inguinale externe du plexus lombaire.
8,8. Rameaux du nerf crural.

6e Plan (Côté droit de la figure).

Préparation. — La dissection portera seulement sur la portion inguino-crurale de la région, où vous enlèverez la partie moyenne des muscles pectiné, psoas, droit antérieur, et le paquet vasculo-nerveux, pour mettre à découvert la face antérieure de l'articulation coxo-fémorale et la bourse séreuse du psoas.

EXPLICATION.

Parties accessoires.

A,A. Coupe de la peau.
B. Muscle pyramidal.
C,C. Coupes du muscle grand droit de l'abdomen.
D. Muscle transverse.
E. Feuillet antérieur de la gaîne du grand droit.
F. Feuillet postérieur de la même gaîne.
G. Aponévrose du grand oblique.
H. Anneau inguinal externe.
K. Crémaster.
L. Fascia lata.
M,M. Coupes du couturier.
N,N. Coupes du droit antérieur.
O,O. Coupes du psoas.
P,P. Coupes du pectiné.
Q. Muscle moyen adducteur (premier adducteur).
R,R. Artère crurale.
S. Branche de l'artère circonflexe iliaque.
T. Veine crurale.
U,U. Rameaux des branches abdominales du plexus lombaire.
V. Branche inguinale externe du plexus lombaire.
X. Coupe du nerf crural.

Parties contenues dans le 6e plan.

a. Muscle tenseur du fascia lata.
b. Muscle vaste externe.
c. Muscle petit adducteur (second adducteur) recouvert de sa gaîne aponévrotique.
d. Bourse séreuse du psoas.
e. Face antérieure de la capsule articulaire.
1. Artère fémorale profonde.
2. Artère grande musculaire.
3. Branche fournie au premier adducteur par le nerf obturateur.

PLANCHE 39.

RÉGION DE L'AINE (FACE POSTÉRIEURE).

1er Plan (côté gauche de la figure).

Préparation. — Coupez le bassin et l'abdomen suivant un plan vertical passant par la partie moyenne des deux crêtes iliaques. Détachez le grand lambeau formé par la paroi abdominale antérieure et la moitié antérieure du bassin, retournez-le sur une table, de façon à l'étudier par sa face postérieure, et débarrassez-le des viscères qui pourraient y adhérer, sans toucher à la vessie. Sur une des moitiés de la pièce, vous enlèverez le péritoine en le décollant avec les doigts. Cette coupe est longue et pénible à exécuter, mais elle a l'avantage de donner une idée exacte des différentes parties qui composent les plans profonds de la région inguinale.

EXPLICATION.

a. Crête iliaque.
b. Cavité cotyloïde.
c. Muscle grand oblique.
d. Muscle petit oblique.
e. Muscle transverse.
f. Muscle iliaque.
g. Muscle psoas.
h. Vessie.
k. Ouraque.
l. Artère ombilicale.
1. Artère iliaque externe.
2. Artère épigastrique vue par transparence.
3. Veine iliaque externe.
4. Nerf crural.

2e Plan (côté droit de la figure).

Préparation. — Ce plan se trouvera tout préparé lorsque vous aurez enlevé le péritoine.

EXPLICATION.

Parties accessoires.

A. Crête iliaque.
B. Cavité cotyloïde.
C. Muscle grand oblique.
D. Muscle petit oblique.
E. Muscle transverse.
F. Muscle iliaque.
G. Muscle psoas.
H. Nerf crural.

Parties contenues dans le 2e plan.

a. Gaîne celluleuse du transverse.
b. Aponévrose du transverse.
c. Feuillet postérieur de la gaîne du grand droit.
d. Arcade de Douglas.
e. Ligne blanche.
f. Muscle droit.
g. Fascia transversalis.
h. Anneau inguinal interne.
k. Cordon des vaisseaux spermatiques.
l. Bandelette iléo-pubienne.
m. Fascia iliaca.
1. Artère iliaque externe.
2. Artère épigastrique.
3. Rameau pubien de l'artère épigastrique.
4. Rameau anastomotique avec l'artère obturatrice.
5. Veine iliaque externe.

PLANCHE 40.

RÉGION DE L'AINE (FACE POSTÉRIEURE).

3ᵉ Plan (côté droit de la figure).

Préparation. — Commencez par enlever la vessie et l'ouraque ; disséquez ensuite la face profonde du transverse jusqu'au bord externe du muscle droit, le long duquel vous couperez verticalement l'aponévrose du transverse. Enlevez la partie moyenne du muscle droit, en conservant toutefois une petite portion de l'extrémité inférieure avec le ligament sus-pubien qui la limite en arrière. Pour terminer, il ne vous restera plus qu'à nettoyer la bandelette iléo-pubienne et les tissus fibreux qui circonscrivent l'anneau crural.

EXPLICATION.

Parties accessoires.

A. Crête iliaque.
B. Cavité cotyloïde.
C. Symphyse du pubis.
D. Trou sous-pubien.
E. Coupe du muscle grand oblique.
F. Coupe du petit oblique.
G. Muscle iliaque.
H. Muscle psoas.
K. Artère iliaque externe.
L. Artère obturatrice.
M. Artère circonflexe iliaque.
N. Veine iliaque externe.
O. Nerf crural.

Parties contenues dans le 3ᵉ plan.

a. Muscle transverse.
b. Aponévrose du muscle transverse.
c. Feuillet postérieur de la gaîne du grand droit.
d. Feuillet antérieur de la même gaîne.
e. Ligne blanche.
f. Extrémité supérieure du muscle droit.
g. Extrémité inférieure du même muscle.
h. Ligament sus-pubien.
k. Cordon des vaisseaux spermatiques.
l. Fascia iliaca.
m. Bandelette iléo-pubienne.
n. Ligament de Gimbernat.
o. Ligament de Cooper.

4ᵉ Plan (côté gauche de la figure).

Préparation. — Enlevez complétement l'extrémité inférieure du muscle droit et le ligament sus-pubien, et mettez à nu le muscle grand oblique et son aponévrose, par l'ablation du transverse et du petit oblique.

EXPLICATION.

Parties accessoires.

A. Crête iliaque.
B. Cavité cotyloïde.
C. Trou sous-pubien.
D. Muscle transverse.
E. Coupe du petit oblique.
F. Feuillet postérieur de la gaîne du muscle droit.
G. Extrémité supérieure du muscle droit.
H. Muscle iliaque.
K. Muscle psoas.
L. Fascia iliaca.
M. Artère iliaque externe.
N. Artère obturatrice.
O. Veine iliaque externe.
P. Nerf crural.

Parties contenues dans le 4ᵉ plan.

a. Muscle grand oblique.
b. Aponévrose du grand oblique.
c. Feuillet antérieur de la gaîne du muscle droit.
d. Ligne blanche.
e. Anneau inguinal externe.
f. Pilier interne.
g. Pilier externe.
h. Fibres arciformes.
k. Tendon du muscle droit.
l. Bandelette iléo-pubienne.
m. Ligament de Colles.
n. Ligament de Gimbernat.

PLANCHE 41.

RÉGION FESSIÈRE.

1er **Plan** (côté gauche de la figure).

MÉDECINE OPÉRATOIRE.

A.B. Ligature de l'artère fessière. — Procédé de Diday. — Joindre par une ligne idéale la pointe du coccyx au point le plus élevé de la crête iliaque. Sur le milieu de cette ligne, élever une perpendiculaire. L'incision suivra la direction de cette perpendiculaire ; elle aura 8 ou 10 centimètres de long, et son milieu correspondra au point d'entrecroisement des deux lignes.

C.D. Résection de la tête du fémur. — Procédé de Sédillot. — Incision curviligne circonscrivant le grand trochanter et formant un lambeau de 10 centimètres de largeur à la base.

2e **Plan** (côté droit de la figure).

Préparation. — Couchez le sujet sur le ventre et placez un billot sous le bassin pour bien tendre les parties à disséquer. Menez deux incisions horizontales : l'une un peu au-dessus de la crête iliaque, l'autre un peu au-dessous du pli de la fesse. Joignez-les par une incision verticale médiane. Arrivez du premier coup sur l'aponévrose sacro-lombaire, ou sur l'aponévrose de la cuisse si vous commencez la préparation par le bas. Renversez de dedans en dehors le lambeau cutané et conservez toutes les ramifications vasculaires et nerveuses superficielles. Suivez rigoureusement la direction des fibres du grand fessier. Vous terminerez la dissection lorsque vous aurez découvert la face externe du grand trochanter.

EXPLICATION.

A,A. Coupe de la peau.
B. Lambeau comprenant la peau et la couche sous-cutanée.
C. Grand trochanter.
a. Extrémité inférieure du muscle grand oblique de l'abdomen.
b. Aponévrose sacro-lombaire.
c. Aponévrose de la cuisse.
d. Aponévrose du muscle moyen fessier.
e. Adhérences de l'aponévrose du grand fessier avec la couche sous-cutanée.
f. Muscle grand fessier.
g. Insertion inférieure du grand fessier sur l'aponévrose de la cuisse.
1,1. Branches de l'artère iléo-lombaire.
2,2. Branches superficielles des artères fessière et ischiatique.
3,3. Rameaux postérieurs des artères circonflexes.
4,4. Rameaux de la branche inguinale externe (fémoro-cutanée) du plexus lombaire.
5,5. Branches ascendantes ou fessières du petit nerf sciatique.
6. Branche descendante ou crurale du petit nerf sciatique.

PLANCHE 42.

RÉGION FESSIÈRE.

3ᵉ Plan (Côté gauche de la figure).

Préparation. — Coupez le muscle grand fessier vers son milieu et perpendiculairement à la direction de ses fibres. Rabattez le lambeau supérieur de bas en haut et détachez-le de ses insertions. Quant au lambeau inférieur, vous le couperez transversalement sur la limite inférieure de la région et vous l'enlèverez. Après avoir étudié en place l'aponévrose profonde du grand fessier, vous la détacherez et vous préparerez le plan musculaire constitué par le moyen fessier et les muscles pelvi-trochantériens. Cette préparation demande du temps, mais elle ne présente point de difficulté sérieuse.

EXPLICATION.

Parties accessoires.

A, A. Coupe de la peau.
B. Crête iliaque.
C. Grand trochanter.
D. Aponévrose sacro-lombaire.
E. Coupe du grand fessier.

Parties contenues dans le 3ᵉ plan.

a. Tubérosité sciatique.
b. Muscle moyen fessier.
c. Muscle pyramidal.
d. Muscle jumeau supérieur.
e. Muscle jumeau inférieur.
f. Tendon de l'obturateur interne.
g. Carré crural.
h. Aponévrose de l'obturateur interne.
k. Grand ligament sacro-sciatique.
l. Extrémité supérieure du biceps, du demi-membraneux et du demi-tendineux.
1. Artère fessière.
2. Artère ischiatique.
3. Artère honteuse interne.
4. Rameau postérieur des artères circonflexes.
5. Grand nerf sciatique.
6. Petit nerf sciatique.
7. Branche transverse ou périnéale du petit nerf sciatique.
8. Nerf du muscle pyramidal.

4ᵉ Plan (Côté droit de la figure).

Préparation. — Enlevez le moyen fessier et préparez le petit fessier qui lui est sous-jacent. Vous aurez soin de ménager les branches du nerf fessier supérieur qui rampent sur la face superficielle du muscle petit fessier.

EXPLICATION.

Parties accessoires.

A, A. Coupe de la peau.
B. Crête iliaque.
C. Grand trochanter.
D. Aponévrose sacro-lombaire.
E. Coupe du grand fessier.
F. Coupe du moyen fessier.
G. Grand ligament sacro-sciatique.

Parties contenues dans le 4ᵉ plan.

a. Tubérosité sciatique.
b. Muscle petit fessier.
c. Muscle pyramidal.
d. Muscle jumeau supérieur.
e. Muscle jumeau inférieur.
f. Tendon de l'obturateur interne.
g. Muscle carré crural.
h. Muscle ischio-coccygien.
k. Muscle obturateur interne.
l. Extrémité supérieure du biceps, du demi-membraneux et du demi-tendineux.
1. Artère fessière.
2. Artère ischiatique.
3. Rameau postérieur des artères circonflexes.
4. Nerf fessier supérieur.
5. Grand nerf sciatique.
6. Petit nerf sciatique.
7. Branche transverse ou périnéale du petit nerf sciatique.

PLANCHE 43.

ARTICULATION DE LA HANCHE.

La préparation des articulations du bassin ne saurait être l'objet d'aucune recommandation spéciale. Il s'agit simplement de mettre à nu les différents ligaments tout en conservant les attaches des principaux muscles péri-articulaires. On gagnera beaucoup de temps en employant, pour cette préparation, une pièce sur laquelle on aura déjà disséqué les régions inguino-crurale et fessière. Après avoir étudié la surface extérieure de la capsule coxo-fémorale, on divisera circulairement cette capsule pour mettre à découvert les parties profondément situées.

FIG. 1. — **Face antérieure.**

EXPLICATION.

- A. Corps de la quatrième vertèbre lombaire.
- B. Corps de la cinquième vertèbre lombaire.
- C. Angle sacro-vertébral (promontoire).
- D. Sacrum.
- E. Crête iliaque.
- F. Épine iliaque antéro-supérieure.
- G. Épine iliaque antéro-inférieure.
- H. Corps du pubis.
- K. Branche ischio-pubienne.
- L. Corps du fémur.
- M. Grande échancrure sciatique.
- *a*. Ligament iléo-lombaire.
- *b*. Ligament sacro-iliaque supérieur.
- *c*. Ligament sacro-iliaque antérieur.
- *d*. Face antérieure de la capsule coxo-fémorale.
- *e*. Ligament de Bertin.
- *f*. Membrane obturatrice.
- *g*. Muscle couturier.
- *h*. Muscle droit antérieur.
- *k*. Extrémité inférieure du moyen fessier.
- *l*. Tendon du petit fessier.
- *m*. Muscle vaste externe.
- *n*. Muscle vaste interne.
- *o*. Muscle psoas.
- *p*. Muscles biceps, demi-membraneux et demi-tendineux allant s'insérer à la tubérosité sciatique.
- *q*. Muscle grand adducteur.
- *r*. Muscle moyen adducteur.
- *s*. Pectiné.

FIG. 2. — **Face postérieure.**

EXPLICATION.

- A. Sacrum.
- B. Coccyx.
- C. Crête iliaque.
- D. Fosse iliaque externe.
- E. Épine iliaque antéro-supérieure.
- F. Tubérosité de l'ischion.
- G. Symphyse pubienne.
- H. Grand trochanter.
- K. Petit trochanter.
- *a*. Ligament sacro-iliaque postérieur.
- *b*. Ligament sacro-épineux.
- *c*. Ligament sacro-coccygien postérieur.
- *d*. Grand ligament sacro-sciatique.
- *e*. Petit ligament sacro-sciatique.
- *f*. Grande échancrure sciatique.
- *g*. Petite échancrure sciatique.
- *h*. Membrane obturatrice.
- *k*. Face postérieure de la capsule coxo-fémorale.
- *l*. Extrémité supérieure du droit antérieur.
- *m*. Tendon direct du droit antérieur.
- *n*. Tendon réfléchi du même muscle.
- *o*. Muscle couturier.
- *p*. Tendon de l'obturateur interne.
- *q*. Muscle carré crural.
- *r*. Insertion fémorale du muscle grand fessier.
- *s*. Muscle vaste externe.
- *t*. Muscle vaste interne.
- *v*. Insertion du psoas au petit trochanter.
- *x*. Muscles biceps et demi-tendineux réunis.
- *y*. Muscle demi-membraneux.

PLANCHE 44.

RÉGION FÉMORALE ANTÉRIEURE.

1er Plan.

MÉDECINE OPÉRATOIRE.

A.B. Ligature de l'artère fémorale à son origine. — Incision verticale de 6 à 8 centimètres, dont le point de départ correspond au milieu de l'arcade crurale.

C.D. Ligature de l'artère fémorale à sa partie moyenne. — Incision de 8 centimètres sur le trajet d'une ligne menée du milieu de l'arcade crurale à l'union du tiers inférieur avec le tiers moyen du bord interne de la cuisse.

E.F. Ligature de l'artère fémorale dans le canal du troisième adducteur. — Incision de 8 centimètres sur le trajet de l'artère, immédiatement en avant du tendon du troisième adducteur. Le milieu de cette incision doit correspondre à l'union du tiers inférieur avec le tiers moyen du bord interne de la cuisse. On fléchira la jambe sur la cuisse et l'on fera reposer cette dernière sur sa face externe.

G.H. Amputation dans l'articulation coxo-fémorale. — Procédé à un lambeau de Lalouette. — La base du lambeau s'arrête, en dehors, au grand trochanter, et en dedans, à la tubérosité de l'ischion.

K.L. Amputation de la cuisse à la partie moyenne. — Procédé à lambeau antérieur. — La base du lambeau doit comprendre presque les deux tiers de la circonférence du membre ; sa hauteur doit égaler au moins le tiers de cette circonférence.

M.N. Résection de l'articulation fémoro-tibiale. — Procédé de Syme. — Circonscrire la rotule par deux incisions courbes menées : l'une au-dessus, l'autre au-dessous de cet os. Ces deux incisions se regardent par leur concavité ; leurs extrémités se rejoignent au niveau des ligaments latéraux de l'articulation.

PLANCHE 45.

RÉGION FÉMORALE ANTÉRIEURE.

2e Plan.

Préparation. — Faites d'abord deux incisions horizontales : l'une à 10 centimètres au-dessous de l'arcade crurale, l'autre à deux ou trois travers de doigt au-dessus du bord supérieur de la rotule. Ces deux incisions comprendront seulement la moitié antérieure de la circonférence du membre. Joignez-les par une incision verticale médiane. Rabattez de chaque côté les deux lambeaux comprenant la peau et le tissu adipeux sous-cutané, et mettez à nu l'aponévrose d'enveloppe, en conservant avec soin les ramifications vasculaires et nerveuses qui rampent dans l'épaisseur du fascia superficialis. Pour bien voir toutes les veines superficielles, il est nécessaire de pousser une injection dans les deux veines saphènes au niveau des malléoles.

EXPLICATION.

A,A. Coupe de la peau.
B,B. Lambeaux comprenant la peau et le pannicule adipeux.
a. Aponévrose fémorale (aponévrose d'enveloppe).
b. Fascia lata.
1,1. Artérioles fournies par l'artère crurale.
2,2. Artérioles fournies par la grande musculaire.
3. Veine saphène interne.
4,4. Veines superficielles innominées de la face antérieure de la cuisse.
5,5. Rameaux du nerf inguinal externe (fémoro-cutané).
6,6. Rameaux perforants du nerf crural.
7. Rameau accessoire du nerf saphène interne.

PLANCHE 46.

RÉGION FÉMORALE ANTÉRIEURE.

3e Plan.

Préparation. — Enlevez l'aponévrose d'enveloppe, coupez transversalement le muscle tenseur du fascia lata à la partie supérieure de la préparation. Il vous suffira ensuite d'ouvrir les gaînes aponévrotiques de chaque muscle et d'enlever le tissu conjonctif qui remplit les espaces intermusculaires.

EXPLICATION.

A, A. Coupe de la peau.
a. Muscle tenseur du fascia lata.
b. Muscle couturier.
c. Muscle moyen adducteur.
d. Muscle droit interne.
e. Tendon commun des trois portions du triceps.
f. Droit antérieur.
g. Vaste externe.
h. Vaste interne.
1, 1. Artérioles musculaires fournies par l'artère crurale.
2. Artériole fournie par l'articulaire supérieure interne.

PLANCHE 47.

RÉGION FÉMORALE ANTÉRIEURE.

4e **Plan** (côté externe).

Préparation. — Coupez transversalement le droit antérieur et le vaste externe à la partie supérieure de la région, rabattez-les de haut en bas et coupez-les un peu au-dessus de leur tendon commun, après avoir découvert le muscle vaste interne et l'aponévrose intermusculaire externe. Vous préparerez ensuite les branches vasculaires et nerveuses qui rampent sur la face superficielle du vaste interne.

EXPLICATION.

Parties accessoires.

A,A. Coupe de la peau.
B. Coupe du muscle tenseur du fascia lata.
C. Coupe du couturier.
D. Muscle moyen adducteur.
E. Tendon commun du triceps.
F,F. Coupes du droit antérieur.
G,G. Coupes du vaste externe.

Parties contenues dans le 4e plan.

a. Aponévrose intermusculaire externe.
b. Muscle vaste interne.
1,1. Branches de la grande artère musculaire.
2,2. Rameaux du nerf crural destinés au vaste externe.

PLANCHE 48.

RÉGION FÉMORALE ANTÉRIEURE.

4e Plan (côté interne).

Préparation. — Faites reposer la cuisse sur sa face externe. Enlevez la partie moyenne des muscles couturier, droit interne, moyen et petit adducteur, de façon à mettre à découvert le vaste interne et la face antérieure du grand adducteur. Disséquez ensuite l'artère crurale et ses branches, la veine crurale et les rameaux principaux du nerf crural.

EXPLICATION.

Parties accessoires.

A,A. Coupe de la peau.
B,B. Coupes du droit antérieur.
C,C. Coupes du couturier.
D,D. Coupes du droit interne.
E.E. Coupes du moyen adducteur.
F. Insertion fémorale du petit adducteur.

Parties contenues dans le 4e plan.

a. Muscle vaste interne.
b. Grand adducteur.
c. Paroi antérieure du canal formé par le grand adducteur.
d. Muscle demi-tendineux.
1,1. Artère crurale.
2,2. Branches de la grande artère musculaire.
3,3. Artérioles destinées au grand adducteur.
4. Artère articulaire supérieure interne (grande anastomotique).
5,5. Veine crurale.
6,6. Rameaux du nerf crural destinés au vaste interne.
7,7. Nerf saphène interne.
8. Nerf de la gaîne des vaisseaux cruraux.
9,9. Branches du nerf obturateur destinées aux muscles adducteurs.

PLANCHE 49.

RÉGION FÉMORALE POSTÉRIEURE.

1er Plan.

MÉDECINE OPÉRATOIRE.

A.B. Ligature de l'artère ischiatique. — L'artère se trouve à l'union du tiers postérieur avec les deux tiers antérieurs d'une ligne qui joindrait l'épine iliaque postéro-inférieure au sommet du grand trochanter. — Sur ce point pris comme milieu, on tracera une incision de 8 ou 10 centimètres dans la direction des fibres du grand fessier. — La même incision, légèrement portée en arrière, permet d'arriver sur l'artère honteuse interne.

C.D.E. Amputation de la cuisse à la partie moyenne. — Procédé à lambeau antérieur. — C.D. Extrémité externe de la base du lambeau. — D.E. Incision horizontale postérieure.

F.G.H. Amputation dans l'articulation ilio-fémorale. — Procédé en raquette. — F.G. Incision verticale de 8 centimètres, commençant à 2 centimètres au-dessus du grand trochanter. — G.H. Incision oblique postérieure allant passer à 2 ou 3 centimètres au-dessus de la tubérosité sciatique.

PLANCHE 50.

RÉGION FÉMORALE POSTÉRIEURE.

2e Plan.

Préparation. — Limitez la région par deux incisions horizontales : l'une menée suivant le pli de la fesse ou un peu au-dessous ; l'autre dans la direction d'une ligne circulaire passant à deux ou trois travers de doigt au-dessus de la rotule. Une incision verticale médiane vous permettra de rabattre de chaque côté un lambeau comprenant la peau et le pannicule adipeux. Vous préparerez ensuite les veinules et les rameaux nerveux sous-cutanés, et vous mettrez à découvert l'aponévrose d'enveloppe.

EXPLICATION.

A,A. Coupe de la peau.
B,B. Lambeaux comprenant la peau et le pannicule adipeux sous-cutané.
a. Aponévrose fessière.
b. Aponévrose fémorale.

1,1. Veines superficielles innominées de la face postérieure de la cuisse.
2,2. Rameaux postérieurs du nerf inguinal externe (fémoro-cutané).
3. Branche fessière cutanée du petit nerf sciatique.
4,4,4. Rameaux cutanés fémoraux du petit nerf sciatique.

PLANCHE 51.

RÉGION FÉMORALE POSTÉRIEURE.

3e Plan.

Préparation. — Enlevez l'aponévrose d'enveloppe ; il vous sera ensuite extrêmement facile de préparer la couche musculaire superficielle. Vous aurez seulement le soin de conserver la branche fémorale et la branche périnéale du petit nerf sciatique, qui sont toutes deux sous-aponévrotiques.

EXPLICATION.

A,A. Coupe de la peau.
a. Aponévrose inter-musculaire externe.
b. Extrémité inférieure du muscle grand fessier.
c. Longue portion du biceps fémoral.
d. Muscle demi-tendineux.
e,e. Muscle demi-membraneux.
f. Muscle droit interne.
g. Extrémité inférieure du couturier.
1,1. Rameaux postérieurs de l'artère fémorale profonde.
2. Branche périnéale du petit nerf sciatique.
3. Branche fémorale du même nerf.

PLANCHE 52.

RÉGION FÉMORALE POSTÉRIEURE.

4e Plan.

Préparation. — Coupez transversalement sur les limites de la région : l'extrémité inférieure du grand fessier, la longue portion du biceps, le demi-tendineux, le demi-membraneux et le droit interne. Enlevez la portion moyenne de ces muscles. Le plan que vous découvrirez sera constitué en dedans par le muscle grand adducteur, en dehors par l'aponévrose inter-musculaire externe et la courte portion du biceps. Il vous restera à enlever une couche ordinairement assez épaisse de tissu conjonctif au milieu duquel sont enfouis : le nerf sciatique et ses branches, quelques rameaux artériels peu volumineux, et en bas l'extrémité supérieure de la veine poplitée.

EXPLICATION.

Parties accessoires.

A,A. Coupe de la peau.
B,B. Coupe du grand fessier.
C,C. Coupe de la longue portion du biceps.
D,D. Coupe du demi-tendineux.
E. Extrémité supérieure du demi-membraneux.
F,F. Extrémité inférieure du même muscle.
G,G. Coupe du droit interne.
H. Muscle couturier.

Parties contenues dans le 4e plan.

a. Aponévrose inter-musculaire externe.
b. Courte portion du biceps.
c. Muscle grand adducteur.
1,1. Rameaux perforants de l'artère fémorale profonde.
2. Veine poplitée.
3. Tronc du nerf sciatique.
4. Nerf sciatique poplité interne.
5. Nerf sciatique poplité externe.
6,6. Branches musculaires du grand nerf sciatique.

PLANCHE 53.

COUPES DE LA CUISSE.

FIG. 1. — **Coupe transversale immédiatement au-dessous de la base du grand trochanter.**

EXPLICATION.

A,A. Coupe de la peau.
B. Corps du fémur.
a,a. Aponévrose d'enveloppe.
b. Muscle tenseur du fascia lata.
c. Couturier.
d. Psoas.
e. Droit antérieur.
f. Vaste externe.
g. Moyen adducteur.
h. Droit interne.
k. Pectiné.
l. Petit adducteur.
m. Grand adducteur.
n. Extrémité supérieure des muscles biceps, demi-tendineux et demi-membraneux.
o. Grand fessier.
1. Artère fémorale.
2. Veine fémorale.
3. Veine saphène interne.
4,4. Veines superficielles de la face postérieure de la cuisse.
5. Grand nerf sciatique.
6. Petit nerf sciatique.

FIG. 2. — **Coupe transversale à la partie moyenne de la cuisse.**

EXPLICATION.

A,A. Coupe de la peau.
B. Corps du fémur.
a,a. Aponévrose d'enveloppe.
b. Muscle couturier.
c. Droit antérieur.
d. Vaste externe.
e. Vaste interne.
f. Moyen adducteur.
g. Petit adducteur.
h. Grand adducteur.
k. Droit interne.
l. Demi-tendineux.
m. Demi-membraneux.
n. Biceps.
1. Artère fémorale.
2. Veine fémorale.
3. Veine saphène interne.
4. Grand nerf sciatique.
5. Branche fémorale du petit nerf sciatique.

FIG. 3. — **Coupe transversale au tiers inférieur de la cuisse.**

EXPLICATION.

A,A. Coupe de la peau.
B. Corps du fémur.
a,a. Aponévrose d'enveloppe.
b. Tendon du droit antérieur.
c. Vaste interne.
d. Vaste externe.
e. Extrémité inférieure du grand adducteur.
f. Couturier.
g. Droit interne.
h. Demi-tendineux.
k. Demi-membraneux.
l. Longue portion du biceps.
m. Courte portion du biceps.
1. Artère fémorale.
2. Veine fémorale.
3. Veine saphène interne.
4. Grand nerf sciatique.

PLANCHE 54.

RÉGION FÉMORO-TIBIALE ANTÉRIEURE.

Fig. 1. — 1er Plan.

MÉDECINE OPÉRATOIRE.

A.B. Amputation dans l'articulation fémoro-tibiale. — Procédé de Baudens. — Incision curviligne dont la partie moyenne descend à trois travers de doigt au-dessous de la tubérosité antérieure du tibia, et dont les parties latérales vont passer à deux travers de doigt au-dessous d'une ligne horizontale menée par la même tubérosité.

C.D.E.F. Résection de l'articulation fémoro-tibiale.— Procédé de Park.— C.D. Incision verticale médiane. — E.F. Incision transversale menée au-dessus du bord supérieur de la rotule.

Fig. 2. — 2e Plan.

Préparation. — Faites d'abord deux incisions horizontales, l'une à deux ou trois travers de doigt au-dessus du bord supérieur de la rotule, l'autre à égale distance au-dessous de la tubérosité antérieure du tibia. Réunissez-les par une incision verticale médiane, mais ayez soin que cette dernière ne dépasse pas, en profondeur, l'épaisseur de la peau, afin de ménager plus sûrement la bourse séreuse prérotulienne. Rabattez de chaque côté les deux lambeaux quadrangulaires cutanés, en mettant à nu l'aponévrose d'enveloppe et en préparant, au fur et à mesure, les branches vasculaires et nerveuses superficielles. Pour voir la bourse prérotulienne, il importe de prendre quelques précautions en disséquant la portion du tégument qui correspond à la rotule : vous raserez la face profonde du derme avec le tranchant du scalpel, de façon à laisser adhérer à la rotule tout le tissu conjonctif sous-cutané. Il vous sera ensuite facile de rendre la bourse séreuse apparente, soit en l'insufflant au moyen d'un tube de verre effilé, soit en y poussant une injection solidifiable.

EXPLICATION.

A,A. Coupe de la peau.
B,B. Lambeaux comprenant la peau et le pannicule adipeux.
a. Bourse séreuse prérotulienne ouverte.
b. Aponévrose fémorale.
c. Lambeau formé par la gaîne aponévrotique du vaste interne.
d. Portion de l'aponévrose qui recouvre le tendon du droit antérieur.
e. Lambeau formé par la gaîne aponévrotique du vaste externe.
f,f. Ailerons ou ligaments de la rotule.
g. Fibres terminales du fascia lata.
h. Aponévrose jambière.
k. Fibres musculaires du vaste interne.
l. Fibres musculaires du vaste externe.
1,1. Branches superficielles des artères articulaires supérieures.
2,2. Branches superficielles des artères articulaires inférieures.
3. Rameau de l'artère récurrente tibiale antérieure.
4. Veine saphène interne.
5,5. Veines superficielles innominées.
6,6. Rameaux du nerf inguinal externe (fémoro-cutané).
7,7. Branches fournies par les rameaux perforants du nerf crural.
8. Branche antérieure (sous-rotulienne) du nerf saphène interne.

PLANCHE 55.

RÉGION FÉMORO-TIBIALE ANTÉRIEURE.

Fig. 1. — **3e Plan.**

Préparation. — Coupez transversalement le triceps sur la limite supérieure de la préparation et retranchez-en toute la partie charnue. Enlevez ensuite l'aponévrose d'enveloppe, de façon à découvrir : 1° la face antérieure de la rotule et le ligament rotulien, 2° les expansions fibreuses que le tendon du triceps envoie au-devant de l'articulation fémoro-tibiale, 3° la patte d'oie, 4° l'extrémité supérieure du muscle jambier antérieur. Vous terminerez en enlevant une portion de ce dernier muscle pour voir le nerf tibial antérieur, l'artère récurrente tibiale et la partie supérieure du ligament interosseux.

EXPLICATION.

Parties accessoires.

A,A. Coupe de la peau.
B. Aponévrose fémorale.
C. Coupe du vaste interne.
D. Coupe du vaste externe.
E. Aponévrose jambière.

Parties contenues dans le 3e plan.

a,a. Corps du fémur.
b. Rotule.
c. Tubérosité antérieure du tibia.
d. Muscle sous-crural.
e. Aponévrose inter-musculaire interne.
f. Aponévrose inter-musculaire externe.
g. Tendon du droit antérieur.
h. Ligament rotulien.
k. Tendon du vaste interne.
l. Tendon du vaste externe.
m,m. Expansions fibreuses du tendon du triceps.
n. aponévrose de la patte d'oie.
o. Coupe du jambier antérieur.
p. Ligament interosseux.
1,1. Branches des artères articulaires supérieures.
2,2. Branches des artères articulaires inférieures.
3. Artère récurrente tibiale antérieure.
4. Nerf tibial antérieur.

Fig. 2. — **Articulations du genou.**

Préparation. — Si l'on veut se faire une bonne idée de l'étendue de la synoviale, il faut, avant de commencer la dissection, perforer la rotule à sa partie moyenne et insuffler l'articulation. Après avoir rebouché l'ouverture avec une petite cheville ou un morceau de cire, on disséquera successivement tous les muscles périarticulaires et on les enlèvera, en les coupant près de leurs insertions. Il s'agit, en un mot, d'arriver sur les ligaments périphériques. Le seul point un peu délicat est de rabattre l'extrémité inférieure du triceps sans ouvrir le cul-de-sac supérieur de la synoviale.

EXPLICATION.

a. Corps du fémur.
b. Condyle interne.
c. Condyle externe.
d. Corps du tibia.
e. Tubérosité interne.
f. Tubérosité externe.
g. Tubérosité antérieure.
h. Corps du péroné.
k. Tête du péroné.
l. Face postérieure de la rotule.
m. Tendon du triceps.
n,n. Ligament rotulien.
o. Ligament latéral interne (fémoro-tibial).
p. Ligament latéral externe (fémoro-péronier).
q. Cartilage semi-lunaire interne.
r. Cartilage semi-lunaire externe.
s. Ligament croisé antérieur.
t. Cul-de-sac supérieur de la synoviale.
u. Ligament tibio-péronier antérieur.

PLANCHE 56.

RÉGION FÉMORO-TIBIALE POSTÉRIEURE (CREUX POPLITÉ).

FIG. 1. — 1er Plan.

MÉDECINE OPÉRATOIRE.

A,B. Ligature de l'artère poplitée à sa partie inférieure. — Incision verticale de 10 centimètres partant du milieu de l'espace poplité.

C,D. Amputation dans l'articulation fémoro-tibiale. — Procédé de Baudens. — Moitié postérieure de l'incision intéressant seulement la peau (voy. pl. 54, fig. 1).

FIG. 2. — 2e Plan.

Préparation. — Incisez la peau suivant deux lignes horizontales menées sur les limites supérieure et inférieure de la région. Faites ensuite une incision verticale médiane et disséquez les deux lambeaux, en ménageant les branches superficielles du petit sciatique qui rampent dans la couche sous-cutanée. La veine saphène externe et les nerfs qui l'accompagnent ne peuvent être aperçus qu'après l'ablation de l'aponévrose qui les recouvre.

EXPLICATION.

A,A. Coupe de la peau.
B,B. Lambeau comprenant la peau et le pannicule adipeux.
a. Aponévrose fémorale.
b,*b*. Lambeaux formés par l'aponévrose poplitée.
c. Aponévrose jambière.
d. Muscle jumeau interne.
e. Muscle jumeau externe.
1,1. Artérioles destinées à la peau.
2. Branche superficielle des artères jumelles.
3. Veine saphène externe.
4. Petite veine sous-aponévrotique.
5,5. Rameaux fournis par la branche fémorale du petit nerf sciatique.
6. Nerf saphène tibial (racine interne du nerf saphène externe).
7. Nerf saphène péronier (racine externe du nerf saphène externe).

PLANCHE 57.

RÉGION FÉMORO-TIBIALE POSTÉRIEURE (CREUX POPLITÉ).

FIG. 1. — 3e Plan.

Préparation. — Enlevez l'aponévrose d'enveloppe et disséquez la couche sous-jacente, en évitant de changer les rapports des muscles, ce qui sera facile, si vous vous bornez à enlever le tissu conjonctif qui les recouvre, sans toucher à celui qui leur est interposé. Vous conserverez la veine saphène externe et les nerfs superficiels.

EXPLICATION.

A,A. Coupe de la peau.
a. Longue portion du biceps fémoral.
b. Muscle demi-tendineux.
c,c. Muscle demi-membraneux.
d. Tendon du droit interne.
e. Muscle jumeau externe.
f. Muscle jumeau interne.
1. Branche superficielle des artères jumelles.
2. Veine saphène externe.
3. Veine poplitée.
4. Nerf sciatique poplité interne.
5. Nerf sciatique poplité externe.
6. Branche cutanée péronière.
7. Nerf saphène externe.
8. Nerf saphène tibial (racine interne du nerf saphène externe).
9. Nerf saphène péronier (racine externe du nerf saphène externe).

FIG. 2. — 4e Plan.

Préparation. — Coupez le demi-tendineux et le demi-membraneux sur la limite supérieure de la région, rabattez-les de haut en bas et conservez seulement l'extrémité inférieure du demi-tendineux. Enlevez de même la longue portion du biceps, mais laissez en place la courte portion de ce muscle. Dans le triangle inférieur du creux poplité, conservez l'extrémité supérieure des deux jumeaux. Vous aurez ensuite à enlever une masse considérable de tissu adipeux, au milieu de laquelle vous préparerez les vaisseaux et les nerfs de la région, l'aponévrose postérieure du grand adducteur, le muscle plantaire grêle et la partie supérieure du soléaire.

EXPLICATION.

Parties accessoires.

A,A. Coupe de la peau.
B,B. Coupe de la longue portion du biceps.
C. Coupe supérieure du demi-membraneux.
D,D. Coupes du demi-tendineux.
E,E. Coupes du jumeau externe.
F,F. Coupes du jumeau interne.
G,G. Racines du nerf saphène externe.

Parties contenues dans le 4e plan.

a. Muscle droit interne.
b. Extrémité inférieure du couturier.
c. Aponévrose postérieure du grand adducteur.
d. Muscle plantaire grêle.
e. Extrémité supérieure du soléaire.
f. Courte portion du biceps.
1. Artère poplitée.
2. Artère articulaire supérieure interne.
3,3. Artères jumelles.
4. Veine poplitée.
5. Veine poplitée surnuméraire (anomalie).
6. Embouchure de la veine saphène externe.
7. Tronc du grand nerf sciatique.
8. Nerf sciatique poplité externe.
9. Nerf sciatique poplité interne.
10. Branches du nerf sciatique poplité interne destinées aux muscles jumeaux.

PLANCHE 58.

RÉGION JAMBIÈRE ANTÉRO-EXTERNE.

1er Plan.

MÉDECINE OPÉRATOIRE.

A.B. Ligature de l'artère tibiale antérieure. — Incision de 8 centimètres dans la direction d'une ligne qui, [illegible] milieu de l'espace compris entre la tête du péroné et l'épine du tibia, irait aboutir au milieu de l'esp[illegible] intermalléolaire. — Pour plus de sûreté, on divisera l'aponévrose sur le premier interstice muscul[illegible] à partir de la crête du tibia.

C.D. Ligature de l'artère péronière. — Incision de 8 centimètres, à 3 ou 4 millimètres en arrière du b[illegible] externe du péroné.

E.F.G. Amputation de la jambe au lieu d'élection. — Procédé à un lambeau externe de Sédillot. — E.F. [illegible] antérieure du lambeau. Celui-ci doit avoir cinq travers de doigt de hauteur ; sa base correspond[illegible] avant, à 1 centimètre en dehors de la crête du tibia, et en arrière, au milieu du mollet. — F.G. I[illegible] sion semi-circulaire, légèrement convexe en bas, menée sur la face interne de la jambe et joignant [illegible] deux extrémités de la base du lambeau.

H.K.L.M. Amputation sus-malléolaire. — Procédé de Lenoir modifié. — H.K. Incision circulaire à 4 centimètr[illegible] dessous du point où l'on veut scier les os. — L.M. Incision verticale de 4 centimètres, à 1 ou 2 ce[illegible] mètres en dehors de la crête du tibia. — Lenoir faisait l'incision verticale sur la face interne du [illegible] près de la crête.

N.O.P. Amputation dans l'articulation tibio-tarsienne. — Procédé de J. Roux. — La première incision pa[illegible] la partie postérieure et moyenne de la face externe du calcanéum, passe sous la malléole externe, [illegible] une courbe à convexité antérieure qui descend à 2 ou 3 centimètres en avant de l'article, et s'arrê[illegible] peu en avant du bord antérieur de la malléole interne. — Une seconde incision part de ce point[illegible] verse la plante du pied un peu obliquement, en décrivant une légère courbe à convexité antér[illegible] passe au niveau de l'articulation médio-tarsienne, et remonte obliquement jusqu'au point de d[illegible] de la première.

Q. Point où l'on peut faire la section du nerf sciatique poplité externe. — Ce point est situé immédiate[illegible] au-dessous de la tête du péroné.

PLANCHE 59.

RÉGION JAMBIÈRE ANTÉRO-EXTERNE.

2e Plan.

Préparation. — Menez une incision verticale le long de la crête du tibia, depuis la tubérosité antérieure de cet os jusqu'à la base de la malléole interne. Aux deux extrémités de cette incision, faites-en deux autres, perpendiculaires à la première, et dirigées horizontalement en dehors. L'incision supérieure s'arrêtera sur la tête du péroné, l'incision inférieure sur la base de la malléole externe. Disséquez, de dedans en dehors, le grand lambeau quadrilatère et découvrez l'aponévrose jambière, en préparant, au fur et à mesure, les vaisseaux et les nerfs superficiels.

EXPLICATION.

A,A. Coupe de la peau.
B,B. Lambeau comprenant la peau et le pannicule adipeux.
a,a. Aponévrose jambière.
1,1. Artérioles tégumenteuses fournies par l'artère tibiale antérieure.
2,2. Veines superficielles de la région antéro-externe de la jambe.
3,3. Branches superficielles du nerf musculo-cutané.

PLANCHE 60.

RÉGION JAMBIÈRE ANTÉRO-EXTERNE.

3e Plan.

Préparation. — Enlevez l'aponévrose d'enveloppe et préparez les muscles superficiels, c'est-à-dire le jambi antérieur, l'extenseur commun et les péroniers latéraux. Dans les deux tiers inférieurs de la région, la prépara est extrêmement facile; mais dans le tiers supérieur, l'aponévrose adhère si intimement aux fibres musculaires, qu est impossible de l'en séparer proprement. Vous commencerez par la soulever en bas, jusqu'à ce que vous soyez arri sur la partie adhérente; alors, vous saisirez à pleine main la portion d'aponévrose disséquée, et vous l'arracherez d bas en haut, par un brusque mouvement de traction.

EXPLICATION.

A,A. Coupe de la peau.
a. Partie inférieure de la face externe du péroné.
b. Muscle jambier antérieur.
c. Muscle extenseur commun des orteils.
d. Muscle péronier antérieur.
e. Muscle extenseur propre du gros orteil.
f. Muscle long péronier latéral.
g. Muscle court péronier latéral.
1. Artère tibiale antérieure.
2. Artère malléolaire externe.
3,3. Branches cutanées du nerf musculo-cutané.

PLANCHE 61.

RÉGION JAMBIÈRE ANTÉRO-EXTERNE.

4ᵉ Plan.

Préparation. — Coupez, à la partie inférieure de la région, les muscles jambier antérieur, extenseur commun et long péronier latéral, de manière à découvrir complétement toute la portion jambière du court péronier latéral et de l'extenseur propre du gros orteil. Il vous sera ensuite très-facile de préparer l'artère tibiale antérieure, son nerf satellite et le nerf musculo-cutané.

EXPLICATION.

Parties accessoires.

A,A. Coupe de la peau.
B. Tubérosité antérieure du tibia.
C. Tête du péroné.
D. Extrémité inférieure du péroné.
E. Extrémité supérieure du muscle jambier antérieur.
F. Tendon du muscle jambier antérieur.
G. Tendon de l'extenseur commun des orteils.
H. Tendon du muscle péronier antérieur.
K. Extrémité supérieure du muscle long péronier latéral.
L. Tendon du long péronier latéral.
M. Muscle soléaire.

Parties contenues dans le 4ᵉ plan.

a. Face externe du tibia.
b. Face externe du péroné.
c. Ligament intérosseux.
d. Muscle extenseur propre du gros orteil.
e. Muscle court péronier latéral.
1. Artère tibiale antérieure.
2. Artère malléolaire externe.
3. Nerf sciatique poplité externe.
4. Nerf tibial antérieur.
5. Nerf musculo-cutané.

PLANCHE 62.

RÉGION JAMBIÈRE POSTÉRIEURE.

1er Plan.

MÉDECINE OPÉRATOIRE.

A.B. Ligature de l'artère poplitée à sa partie inférieure. — Procédé de Marchal. — Incision de 8 à 10 centimètres le long du bord interne du jumeau interne et en arrière de la patte d'oie. — Évitez le saphène interne. — Ne pas oublier de fléchir la jambe sur la cuisse et de faire reposer le membre sur sa face externe.

C. Point où l'on doit introduire le ténotome, pour la section du tendon d'Achille ; ce point correspond au milieu de la hauteur de la malléole externe. — Faites pénétrer l'instrument par le côté interne du tendon, pour éviter que son extrémité n'aille blesser l'artère tibiale postérieure ou son nerf satellite. Cette remarque est surtout importante lorsqu'on opère sur de très-jeunes enfants.

D.E.F. Amputation de la jambe au lieu d'élection. — Procédé à un lambeau externe de Sédillot. — D.E. Partie postérieure du lambeau — E.F. Partie postérieure de l'incision horizontale. (Voy. pl. 58. E.F.G.)

PLANCHE 63.

RÉGION JAMBIÈRE POSTÉRIEURE.

2e Plan.

Préparation. — Faites une incision verticale médiane, depuis la région poplitée jusqu'au bas du talon ; et faites tomber, sur chacune de ses extrémités, une incision horizontale comprenant la demi-circonférence postérieure du membre. Rabattez les deux lambeaux cutanés de dedans en dehors et découvrez l'aponévrose jambière, en préparant, au fur et à mesure, les vaisseaux et les nerfs superficiels. Vous remarquerez que la veine saphène externe est logée dans l'aponévrose, sur une portion de son étendue ; le nerf saphène externe l'accompagne, mais il est situé en dehors du canal qui loge la veine.

EXPLICATION.

A,A. Coupe de la peau.
B,B. Lambeaux comprenant la peau et le pannicule adipeux.
a,a. Aponévrose jambière.
1,1. Artérioles superficielles fournies par la poplitée.
2,2. Artérioles fournies par la tibiale postérieure.
3,3. Veine saphène externe.
4,4. Veines innominées de la face postérieure de la jambe.
5. Branche cutanée péronière.
6. Nerf saphène péronier (racine externe du nerf saphène externe).
7. Nerf saphène tibial (racine interne du nerf saphène externe).
8,8. Rameaux postérieurs du nerf saphène interne.

PLANCHE 64.

RÉGION JAMBIÈRE POSTÉRIEURE.

3e Plan.

Préparation. — Enlevez d'abord l'aponévrose d'enveloppe ainsi que les vaisseaux et les nerfs superficiels; préparez ensuite, avec soin, les deux muscles jumeaux et le tendon d'Achille. Cela fait, vous enlèverez ce tendon, pour mettre à découvert l'aponévrose profonde, dans le tiers inférieur de la région; tandis que, dans le tiers supérieur, vous enlèverez la portion charnue des deux jumeaux et vous préparerez la face superficielle du soléaire, sur laquelle vous trouverez le tendon du plantaire grêle.

EXPLICATION.

Parties accessoires.

A,A. Coupe de la peau.
B. Muscle droit interne.
C. Tendon du demi-tendineux.

Parties contenues dans le 3e plan.

a,a. Muscle jumeau interne.
b,b. Muscle jumeau externe.
c. Extrémité supérieure du tendon d'Achille.
d. Extrémité inférieure du tendon d'Achille.
e. Bourse séreuse séparant le tendon d'Achille du calcanéum.
f. Tendon du plantaire grêle.
g. Muscle poplité.
h. Muscle soléaire.
k. Aponévrose profonde.
1. Vaisseaux tibiaux postérieurs vus par transparence, à travers l'aponévrose profonde.

PLANCHE 65.

RÉGION JAMBIÈRE POSTÉRIEURE.

4e Plan.

Préparation. — Enlevez les muscles de la couche superficielle, en conservant, toutefois, les attaches supérieures du soléaire. Mettez à découvert la couche profonde par l'ablation de l'aponévrose sous-jacente au soléaire, et disséquez les muscles, vaisseaux et nerfs qui se présenteront à vous, ce qui se fera sans aucune difficulté. Vous n'oublierez pas de préparer, en même temps, l'extrémité inférieure du creux poplité, pour bien voir le passage de l'artère poplitée et du nerf sciatique poplité interne sous l'arcade fibreuse du soléaire.

EXPLICATION.

Parties accessoires.

A,A. Coupe de la peau.
B. Coupe du couturier.
C. Coupe du droit interne.
D. Coupe du demi-tendineux.
E. Tendon du demi-membraneux.
F. Coupe du jumeau interne.
G. Coupe du jumeau externe.
H. Tendon du biceps crural.
K. Extrémité supérieure du soléaire.
L. Extrémité inférieure du tendon d'Achille.
M. Muscle long péronier latéral.
N. Muscle court péronier latéral.
O,O. Artères articulaires inférieures.
P. Nerf sciatique poplité externe.

Parties contenues dans le 4e plan.

a. Face postérieure du péroné.
b. Muscle poplité.
c. Muscle long fléchisseur commun des orteils.
d. Muscle long fléchisseur propre du gros orteil.
e. Tendon du jambier postérieur.
1. Artère poplitée.
2. Artère tibiale postérieure.
3,3. Artère péronière.
4. Nerf sciatique poplité interne.
5. Nerf tibial postérieur.

PLANCHE 66.

COUPES DE LA JAMBE.

FIG. 1. — **Coupe transversale au lieu d'élection.**

EXPLICATION.

A,A. Coupe de la peau.
B. Corps du tibia.
C. Corps du péroné.
a. Ligament interosseux.
b,b. Aponévrose d'enveloppe.
c. Muscle jambier antérieur.
d. Extenseur commun des orteils.
e. Long péronier latéral.
f. Jumeau interne.
g. Jumeau externe.
h. Soléaire.
k. Fléchisseur commun des orteils.
l. Jambier postérieur.
1. Artère tibiale antérieure.
2. Artère tibiale postérieure.
3. Artère péronière.
4. Veine saphène interne.
5. Veine saphène externe.
6,6. Veines superficielles de la face postérieure de la jambe.
7. Nerf tibial antérieur.
8. Nerf tibial postérieur.

FIG. 2. — **Coupe transversale au milieu de la jambe.**

EXPLICATION.

A,A. Coupe de la peau.
B. Corps du tibia.
C. Corps du péroné.
a. Ligament interosseux.
b,b. Aponévrose d'enveloppe.
c. Muscle jambier antérieur.
d. Extenseur commun des orteils.
e. Extenseur propre du gros orteil.
f. Long péronier latéral.
g. Court péronier latéral.
h. Jumeau interne.
k. Jumeau externe.
l. Soléaire.
m. Fléchisseur commun des orteils.
n. Fléchisseur propre du gros orteil.
o. Jambier postérieur.
1. Artère tibiale antérieure.
2. Artère tibiale postérieure.
3. Artère péronière.
4. Veine saphène interne.
5. Veine saphène externe.
6. Nerf tibial antérieur.
7. Nerf tibial postérieur.

FIG. 3. — **Coupe transversale au tiers inférieur de la jambe.**

EXPLICATION.

A,A. Coupe de la peau.
B. Corps du tibia.
C. Corps du péroné.
a. Ligament interosseux.
b,b. Aponévrose d'enveloppe.
c. Muscle jambier antérieur.
d. Extenseur commun des orteils.
e. Péronier antérieur.
f. Extenseur propre du gros orteil.
g. Tendon du long péronier latéral.
h. Muscle court péronier latéral.
k. Tendon d'Achille.
l. Fléchisseur commun des orteils.
m. Fléchisseur propre du gros orteil.
n. Tendon du jambier postérieur.
1. Artère tibiale antérieure.
2. Artère tibiale postérieure.
3,3. Origines de la veine saphène interne.
4,4. Origines de la veine saphène externe.
5. Nerf tibial antérieur.
6. Nerf tibial postérieur.

PLANCHE 67.

RÉGION INTERNE DU COU-DE-PIED.

FIG. 1. — **1er Plan.**

MÉDECINE OPÉRATOIRE.

A.B. Ligature de l'artère tibiale postérieure derrière la malléole interne. — Incision verticale de 5 centimètres au milieu de l'espace compris entre la malléole et le tendon d'Achille.

C. Point où l'on peut saigner la saphène interne, immédiatement en avant de la malléole.

D.E.F. Amputation dans l'articulation tibio-tarsienne. — Procédé de Syme. — D.E. Incision courbe à convexité inférieure, dont les deux extrémités aboutissent un peu au-dessous de la pointe des malléoles, et dont la convexité passe à 2 ou 3 millimètres en avant de la tête de l'astragale. — D.F. Incision verticale figurant un sous-pied dont les deux extrémités se rattachent aux extrémités de l'incision précédente, et dont la partie moyenne s'avance, à la plante du pied, jusqu'au niveau de l'articulation médio-tarsienne.

FIG. 2. — **2e Plan.**

Préparation.— Délimitez la région par deux incisions transversales menées : l'une à 2 centimètres au-dessus de la base de la malléole, l'autre à 3 centimètres au-dessous de l'interligne articulaire tibio-tarsien. Détachez ensuite la peau dans cet espace, depuis le milieu de la face dorsale jusqu'au tendon d'Achille, et découvrez l'aponévrose d'enveloppe, en préparant les vaisseaux et les nerfs superficiels. L'absence d'un fascia superficialis bien distinct et l'adhérence du tégument, sur certains points, rendront la dissection un peu difficile.

EXPLICATION.

A,A. Coupe de la peau.
B. Tissu conjonctif adipeux de la région plantaire.
C. Malléole interne.
a. Aponévrose jambière.
b. Aponévrose dorsale du pied.
c. Ligament annulaire interne du tarse.
d. Gaîne du jambier antérieur.
e. Gaîne du tendon d'Achille.
f. Aponévrose plantaire interne.

1,1. Artérioles superficielles fournies par la malléolaire interne.
2,2. Branches d'origine de la veine saphène interne.
3. Veine saphène interne.
4,4. Veines superficielles se rendant aux deux veines saphènes.
5,5. Veines communicantes.
6,6. Rameaux du nerf saphène interne.

PLANCHE 68.

RÉGIONS INTERNE ET EXTERNE DU COU-DE-PIED.

FIG. 1. — RÉGION INTERNE.

3e Plan.

Préparation. — Enlevez l'aponévrose d'enveloppe et préparez les tendons qui se présenteront; cette préparation n'offrira pas la moindre difficulté.

EXPLICATION.

Parties accessoires.

A,A. Coupe de la peau.

B. Tissu adipeux de la région plantaire.

C. Aponévrose plantaire interne.

D. Malléole interne.

Parties contenues dans le 3e plan.

a. Tendon du jambier antérieur.

b. Tendon du jambier postérieur.

c. Tendon du fléchisseur commun des orteils.

d. Tendon d'Achille.

1. Artère tibiale postérieure.
2. Artère malléolaire interne.
3. Nerf tibial postérieur.

FIG. 2. — RÉGION EXTERNE.

1er Plan.

MÉDECINE OPÉRATOIRE.

A. Point où l'on peut saigner la saphène externe, immédiatement en arrière de la malléole.

B.C.D. Amputation sous-astragalienne. — Procédé de Verneuil. — L'incision a son point de départ sur la face externe du calcanéum, immédiatement en dehors du point où le tendon d'Achille vient se confondre avec cet os; elle passe à 2 ou 3 centimètres au-dessous de la malléole péronière, sur la tubérosité externe du calcanéum, puis à 2 centimètres en arrière et en dedans de l'extrémité postérieure du cinquième métatarsien. Elle décrit ensuite, sur le dos du pied, une courbe dont la convexité, tournée en bas, passe à 2 centimètres au-dessous de la tête de l'astragale. Elle atteint le bord interne du pied au niveau de la partie moyenne du premier cunéiforme. Enfin, elle traverse la plante du pied d'avant en arrière et de dedans en dehors, depuis le premier cunéiforme jusqu'à la face externe du calcanéum, où elle rejoint son point de départ.

E.F.G.H. Amputation simultanée du quatrième et du cinquième métatarsiens. — Procédé en raquette modifié. — La queue de la raquette, au lieu d'être rectiligne comme à l'ordinaire, décrit une courbe à convexité supérieure dont l'extrémité postérieure E aboutit sur le bord externe du pied, immédiatement en arrière du cinquième métatarsien, et dont l'extrémité antérieure se termine au niveau du tiers antérieur du quatrième espace interrosseux. De ce point F on décrit un ovale embrassant les deux orteils à enlever. La branche F.G de cet ovale n'est autre chose que le prolongement de E.F jusque dans le troisième espace interdigital. La courbe E.F.H forme un lambeau externe que l'on rabat en dehors, ce qui facilite beaucoup la manœuvre opératoire.

PLANCHE 69.

RÉGION EXTERNE DU COU-DE-PIED.

FIG. 1. — 2e Plan.

Préparation. — Procédez, pour cette préparation, identiquement comme vous l'avez fait sur la face interne, en prenant les mêmes limites et en enlevant les mêmes tissus. Vous trouverez quelquefois une bourse séreuse sous-cutanée sur la malléole externe.

EXPLICATION.

A,A. Coupe de la peau.
B. Tissu conjonctif adipeux de la région plantaire.
C. Malléole externe.
a. Aponévrose jambière.
b. Aponévrose dorsale du pied.
c. Ligament annulaire antérieur du tarse.
d. Ligament annulaire externe du tarse.
e. Aponévrose plantaire externe.
f. Gaîne du tendon d'Achille.

1,1. Artérioles superficielles fournies par la malléolaire externe.
2,2. Branches d'origine de la veine saphène externe.
3. Veine saphène externe.
4,4. Veines superficielles se rendant aux deux veines saphènes.
5. Branche cutanée externe du nerf musculo-cutané.
6,6. Rameaux du nerf saphène externe.

FIG. 2. — 3e Plan.

Préparation. — Enlevez l'aponévrose d'enveloppe, soit en totalité, soit en conservant les ligaments annulaires, et préparez les muscles sous-jacents.

EXPLICATION.

Parties accessoires.

A,A. Coupe de la peau.
B. Tissu adipeux de la région plantaire.
C. Malléole externe.
D. Ligament annulaire antérieur du tarse.
E. Ligament annulaire externe du tarse.
F. Aponévrose plantaire externe.

Parties contenues dans le 3e plan.

a,a. Tendons du muscle extenseur commun des orteils.
b,b. Muscle péronier antérieur.
c. Extrémité postérieure du pédieux.
d,d. Long péronier latéral.
e,e. Court péronier latéral.
f. Tendon d'Achille.
1,1. Branches de l'artère malléolaire externe.
2. Rameau postérieur de l'artère péronière.

PLANCHE 70.

RÉGION DORSALE DU PIED.

Fig. 1. — 1er Plan.

MÉDECINE OPÉRATOIRE.

A.B. Ligature de l'artère pédieuse. — Incision de 5 centimètres sur le trajet d'une ligne menée du milieu de l'espace intermalléolaire à la partie postérieure du premier espace interosseux.

C.D. Désarticulation médio-tarsienne. — Amputation de Chopart. — Incision dorsale dont la convexité descend à 15 millimètres en avant de l'article. — L'extrémité interne de cette incision aboutit en arrière de la tubérosité du scaphoïde, l'extrémité externe à 12 millimètres en arrière du cinquième métatarsien.

E.F. Désarticulation tarso-métatarsienne. — Amputation de Lisfranc. — Incision dorsale dont la convexité descend à 15 millimètres en avant de l'article. — L'extrémité interne de cette incision aboutit en arrière du tubercule du premier métatarsien, l'extrémité externe immédiatement en arrière du cinquième métatarsien.

G.H.K.L.M. Amputation du premier métatarsien. — Méthode ovalaire modifiée. — G.H.K.L. Incision en raquette dont la pointe correspond à la face dorsale de l'article. — G.M. Incision menée un peu obliquement de haut en bas et d'avant en arrière, depuis la pointe de la raquette jusqu'au bord interne de la plante du pied.

N.O.P.Q. Amputation d'un orteil. — Procédé en raquette.

Fig. 2. — 2e Plan.

Préparation. — Faites une incision transversale, un peu au-dessus de la base des malléoles. Menez ensuite une incision médiane sur toute la face dorsale du pied, jusqu'à la racine des orteils et rabattez, de chaque côté, les deux lambeaux cutanés. Vous conserverez les veines et les nerfs superficiels, et vous préparerez l'aponévrose dorsale.

EXPLICATION.

A,A. Coupe de la peau.
B,B. Lambeaux comprenant la peau et la couche sous-cutanée.
a. Aponévrose jambière.
b. Ligament annulaire antérieur du tarse.
c. Aponévrose dorsale du pied.
d. Tendon du jambier antérieur.
e. Tendon de l'extenseur propre du gros orteil.
f. Premier tendon du pédieux.
g,g. Tendons de l'extenseur commun des orteils.

1. Artériole fournie par la malléolaire externe.
2, 2. Veines dorsales du pied.
3, 3. Branches d'origine de la veine saphène interne.
4, 4. Branches d'origine de la veine saphène externe.
5. Nerf saphène interne.
6, 6. Nerf musculo-cutané.
7. Nerf saphène externe.

PLANCHE 71.

RÉGION DORSALE DU PIED.

Fig. 1. — 3e Plan.

Préparation. — Enlevez l'aponévrose d'enveloppe, mais en conservant le ligament annulaire antérieur du tarse. Préparez ensuite les tendons du jambier antérieur et des extenseurs, et poursuivez ces derniers jusqu'à l'extrémité des deux premiers orteils, pour voir la façon différente dont ils s'y terminent. Vous pourrez mettre à découvert le corps charnu du pédieux, mais vous aurez soin de laisser en place la lame aponévrotique qui se détache de la gaîne de ce muscle et recouvre l'artère pédieuse.

EXPLICATION.

A,A. Coupe de la peau.
B. Ligament annulaire antérieur du tarse.
a, a. Muscle jambier antérieur.
b, b. Muscle extenseur propre du gros orteil.
c, c. Muscle extenseur commun des orteils.
d. Muscle péronier antérieur.
e. Premier faisceau du pédieux.
f. Second tendon du pédieux.
g. Troisième tendon du pédieux.
h. Quatrième tendon du pédieux.
1. Artère tibiale antérieure.
2. Artère pédieuse vue par transparence à travers l'aponévrose profonde.
3, 3. Artères interosseuses dorsales.
4. Nerf tibial antérieur.
5. Rameau profond interne du dos du pied.

Fig. 2. — 4e Plan.

Préparation. — Coupez transversalement, au niveau des malléoles, le jambier antérieur et les deux extenseurs ; renversez les de haut en bas, en incisant la gaîne que leur forme le ligament annulaire, et coupez-les près de leur extrémité inférieure. Enlevez de même le pédieux. Enfin, préparez les ramifications de l'artère pédieuse et les deux nerfs profonds dorsaux émanés du tibial antérieur.

EXPLICATION.

Parties accessoires.

A, A. Coupe de la peau.
B. Coupe du muscle jambier antérieur.
C. Coupe de l'extenseur propre du gros orteil.
D. Coupe de l'extenseur commun des orteils et du péronier antérieur.
E,E. Tendons des extenseurs.
F,F. Tendons du pédieux.
G. Tendon du péronier antérieur.
H. Tendon du court péronier latéral.
K. Extrémité postérieure du pédieux.

Parties contenues dans le 4e plan.

a. Gaîne du jambier antérieur.
b. Gaîne de l'extenseur propre du gros orteil.
c. Gaîne de l'extenseur commun des orteils et du péronier antérieur.
d, d. Muscles interosseux dorsaux.
1. Artère tibiale antérieure.
2. Artère péronière antérieure.
3. Artère pédieuse.
4. Artère tarsienne interne.
5, 5. Artères tarsiennes externes (dorsale du tarse).
6. Artère métatarsienne interne.
7. Artère métatarsienne externe (dorsale du métatarse).
8, 8. Artères interosseuses dorsales.
9. Nerf tibial antérieur.
10. Rameau profond externe du dos du pied.
11. Rameau profond interne du dos du pied.

PLANCHE 72.

RÉGION DORSALE DU PIED.

FIG. 1. — 5e Plan.

Préparation. — Enlevez l'extrémité postérieure du pédieux, les vaisseaux et le reste du ligament annulaire antérieur. La préparation sera pour ainsi dire achevée, et il ne vous restera plus qu'à frotter les ligaments avec un linge rude, pour les rendre bien apparents.

EXPLICATION.

Parties accessoires.

A,A. Coupe de la peau.
B. Coupe des muscles de la face antérieure de la jambe.
C. Tendon du jambier antérieur.
D. Tendon du court péronier latéral.
E. Tendon du long péronier latéral.
F. Premier métatarsien.
G. Second métatarsien.
H. Troisième métatarsien.
K. Quatrième métatarsien.
L. Cinquième métatarsien.
M. Premier interosseux dorsal.
N. Second interosseux dorsal.
O. Troisième interosseux dorsal.
P. Quatrième interosseux dorsal.

Parties contenues dans le 5e plan.

a. Ligament péronéo-tibial antérieur.
b. Ligament antérieur de l'articulation tibio-tarsienne.
c. Faisceau antérieur (tibio-astragalien) du ligament latéral interne.
d. Ligament astragalo-scaphoïdien supérieur.
e. Ligament calcanéo-cuboïdien supérieur.
f. Ligament astragalo-cuboïdien.
g,g. Ligaments dorsaux de la seconde rangée du tarse.
h,h. Ligaments tarso-métatarsiens dorsaux.
k,k. Ligaments intermétatarsiens dorsaux.

FIG. 2. — 6e Plan.

EXPLICATION.

a. Extrémité inférieure du tibia.
b. Malléole interne.
c. Extrémité inférieure du péroné.
d. Malléole externe.
e. Astragale.
f. Grande apophyse du calcanéum.
g. Scaphoïde.
h. Cuboïde.
k. Premier cunéiforme.
l. Second cunéiforme.
m. Troisième cunéiforme.
n. Premier métatarsien.
o. Second métatarsien.
p. Troisième métatarsien.
q. Quatrième métatarsien.
r. Cinquième métatarsien.
s. Première phalange du gros orteil.
t,t. Première phalange des quatre derniers orteils.
u,u. Seconde phalange des quatre derniers orteils.
v. Phalange unguéale du gros orteil.
x,x. Phalange unguéale des quatre derniers orteils.

PLANCHE 73.

RÉGION PLANTAIRE.

Fig. 1. — 1er Plan.

MÉDECINE OPÉRATOIRE.

A.B. Incision marquant la limite antérieure du lambeau plantaire dans la désarticulation tarso-métatarsienne. Elle passe, en dedans, au niveau des os sésamoïdes, et en dehors, entre le tiers antérieur et le tiers moyen du cinquième métatarsien. (Voyez, pour l'incision dorsale, pl. 70; fig. 1—E,F.)

C.D. Incision marquant la limite antérieure du lambeau plantaire dans la désarticulation médio-tarsienne. Elle passe, en dedans, sous la tête du premier métatarsien, et en dehors, à la partie moyenne du cinquième métatarsien. (Voyez, pour l'incision dorsale, pl. 70, fig. 1 — C,D.)

E.F. Trajet de l'incision plantaire dans l'amputation sous-astragalienne par le procédé de Verneuil. — Depuis le premier cunéiforme jusqu'à la face externe du calcanéum, au point de départ de l'incision dorsale. (Voy. pl. 68, fig. 2 — B,C,D.)

Fig. 2. — 2e Plan.

Préparation. — Faites une première incision semi-circulaire, en suivant le bord inférieur du talon. Coupez ensuite la peau transversalement, au niveau de la racine des orteils, d'un bord du pied à l'autre. Joignez ces deux incisions transversales par une incision longitudinale médiane très-profonde, car elle doit s'étendre jusqu'à l'aponévrose plantaire et traverser une épaisse couche de tissu adipeux. Une fois cette aponévrose reconnue, vous la préparerez, en renversant en dehors les deux lambeaux cutanés, et en conservant les branches vasculaires et nerveuses destinées à la peau. L'aponévrose plantaire est unie à la face profonde du pannicule adipeux par une foule de prolongements que vous devrez nécessairement détruire. En terminant la préparation, il sera bon d'enlever le tégument sur l'un quelconque des orteils, pour mettre à nu la gaîne des tendons fléchisseurs.

EXPLICATION.

- A,A. Coupe de la peau.
- B,B. Lambeaux comprenant la peau et le pannicule adipeux.
- C. Face inférieure du calcanéum.
- *a*. Aponévrose plantaire moyenne.
- *b*,*b*. Prolongements que cette aponévrose fournit à la face profonde du tégument.
- *c*,*c*. Arcades de l'aponévrose plantaire moyenne.
- *d*. Gaîne des tendons fléchisseurs du second orteil.
- *e*. Aponévrose plantaire interne.
- *f*. Aponévrose plantaire externe.
- 1. Artère calcanéenne interne.
- 2. Artère calcanéenne externe.
- 3, 3. Artérioles fournies par la plantaire externe.
- 4, 4. Artérioles fournies par la plantaire interne.
- 5, 5. Rameaux cutanés du nerf plantaire interne.
- 6, 6. Rameaux cutanés du nerf plantaire externe.

PLANCHE 74.

RÉGION PLANTAIRE.

Fig. 1. — 3e Plan.

Préparation. — Vous enlèverez sans difficultés les aponévroses plantaires interne et externe. Quant à l'aponévrose plantaire moyenne, elle est tellement adhérente au muscle court fléchisseur, dans son tiers postérieur, qu'il est impossible de l'en détacher. Vous vous contenterez de l'enlever dans les deux tiers antérieurs de la région. La dissection qui reste à faire demande du temps et de la patience ; elle consiste à isoler les tendons, les vaisseaux et les nerfs du premier plan sous-aponévrotique, au milieu d'un tissu conjonctif adipeux parfois très-abondant. Vous poursuivrez les tendons fléchisseurs jusqu'à l'extrémité des deux premiers orteils.

EXPLICATION.

Parties accessoires.

A,A. Coupe de la peau.
B. Tubérosités du calcanéum.
C. Aponévrose plantaire interne.
D. Aponévrose plantaire moyenne.

Parties contenues dans le 3e plan.

a. Muscle adducteur du gros orteil.
b. Muscle abducteur du petit orteil.
c. Muscle court fléchisseur commun des orteils.
d. Tendon du long fléchisseur propre du gros orteil.
1. Artère calcanéenne interne.
2. Artère calcanéenne externe.
3. Artère plantaire interne.
4. Artère plantaire externe.
5. Arcade plantaire superficielle.
6,6. Artères collatérales des orteils.
7,7. Rameaux du nerf plantaire interne.
8,8. Rameaux du nerf plantaire externe.

Fig. 2. — 4e Plan.

Préparation. — Si la préparation du plan précédent a été nettement faite, celle-ci s'exécutera aisément. Coupez transversalement le court fléchisseur à une petite distance de son extrémité postérieure. Rabattez-le d'arrière en avant, et enlevez-le, après avoir sectionné ses tendons terminaux au niveau de la tête des métatarsiens.

EXPLICATION.

Parties accessoires.

A,A. Coupe de la peau.
B. Tubérosités du calcanéum.
C. Coupe du muscle court fléchisseur commun des orteils.
D,D. Tendons du court fléchisseur commun des orteils.
E. Muscle adducteur du gros orteil.
F. Muscle abducteur du petit orteil.

Parties contenues dans le 4e plan.

a. Muscle court fléchisseur du gros orteil.
b. Muscle court fléchisseur du petit orteil.
c. Tendon du long fléchisseur propre du gros orteil.
d,d. Tendon du long fléchisseur commun des orteils.
e. Accessoire du long fléchisseur commun.
f,f. Lombricaux.
1. Artère calcanéenne interne.
2. Artère calcanéenne externe.
3. Artère plantaire interne.
4. Artère plantaire externe.
5,5. Rameaux du nerf plantaire interne.
6,6. Rameaux du nerf plantaire externe.

PLANCHE 75.

RÉGION PLANTAIRE.

Fig. 1. — 5e Plan.

Préparation. — Enlevez complétement l'adducteur du gros orteil, le fléchisseur propre, le fléchisseur commun et son accessoire, les lombricaux et l'abducteur du petit orteil. Vous aurez sous les yeux un plan composé de deux portions distinctes, une portion postérieure tarsienne, et une portion antérieure métatarsienne. Dans la portion tarsienne, vous préparerez les ligaments qui unissent les os entre eux, ainsi que la gaîne ostéo-fibreuse du long péronier latéral. Dans la portion métatarsienne, vous isolerez les muscles court fléchisseur, abducteur oblique et abducteur transverse du gros orteil, court fléchisseur du petit orteil et les interosseux plantaires. Conservez les branches profondes de l'artère et du nerf plantaires externes.

EXPLICATION.

A,A. Coupe de la peau.
a. Muscle court fléchisseur du gros orteil.
b. Faisceau interne de l'abducteur oblique du gros orteil.
c. Faisceau externe de l'abducteur oblique.
d. Abducteur transverse du gros orteil.
e. Court fléchisseur du petit orteil.
f. Muscles interosseux plantaires.
g,g. Coulisses des tendons fléchisseurs des orteils.
h. Tendon du long péronier latéral.
k. Ligament calcanéo-cuboïdien inférieur.
l. Fibres superficielles de ce ligament formant la coulisse du long péronier latéral.
m. Ligament calcanéo-cuboïdien interne.
n. Ligament calcanéo-scaphoïdien inférieur.
o. Expansion du tendon du jambier postérieur, allant du scaphoïde au premier cunéiforme.
p. Expansion oblique du tendon du jambier postérieur, allant au troisième cunéiforme, au troisième métatarsien et au cuboïde.
1. Bifurcation de l'artère tibiale postérieure.
2. Extrémité antérieure de l'artère plantaire interne.
3. Branche profonde de l'artère plantaire externe.

Fig. 2. — 6e Plan.

EXPLICATION.

a. Calcanéum.
b. Tubérosité du calcanéum.
c. Petite apophyse du calcanéum.
d. Grande apophyse du calcanéum.
e. Face inférieure de la tête de l'astragale.
f. Scaphoïde.
g. Cuboïde.
h. Premier cunéiforme.
k. Second cunéiforme.
l. Troisième cunéiforme.
m. Premier métatarsien.
n. Second métatarsien.
o. Troisième métatarsien.
p. Quatrième métatarsien.
q. Cinquième métatarsien.
r. Première phalange du gros orteil.
s,s. Première phalange des quatre derniers orteils.
t,t. Seconde phalange des quatre derniers orteils.
u. Phalange unguéale du gros orteil.
v,v. Phalange unguéale des quatre derniers orteils.

PLANCHE 76.

COUPES DU PIED.

FIG. 1. — **Coupe horizontale passant par le milieu de la malléole externe.**

EXPLICATION.

A,A. Coupe de la peau.
B. Extrémité inférieure du tibia.
C. Malléole externe.
a. Jambier antérieur.
b. Extenseur propre du gros orteil.
c. Extenseur commun des orteils et péronier antérieur.
d. Tendon d'Achille.
e. Long péronier latéral.
f. Court péronier latéral.
g. Jambier postérieur.
h. Fléchisseur commun des orteils.
k. Fléchisseur propre du gros orteil.
1. Artère tibiale antérieure.
2. Artère tibiale postérieure.
3. Nerf tibial postérieur.
4,4. Veines superficielles.

FIG. 2. — **Coupe transversale au niveau de la tête de l'astragale.**

EXPLICATION.

A,A. Coupe de la peau.
B. Tête de l'astragale.
C. Scaphoïde.
D. Cuboïde.
a. Jambier antérieur.
b. Extenseur propre du gros orteil.
c,c. Extenseur commun des orteils.
d. Pédieux.
e. Court péronier latéral.
f. Long péronier latéral.
g. Adducteur du gros orteil.
h. Court fléchisseur commun des orteils.
k. Accessoire du long fléchisseur commun des orteils.
l. Fléchisseur propre du gros orteil.
m. Abducteur du petit orteil.
1. Artère pédieuse.
2. Artère plantaire externe.
3. Artère plantaire interne.

FIG. 3. — **Coupe transversale menée du premier cunéiforme à l'extrémité postérieure du cinquième métatarsien.**

EXPLICATION.

A,A. Coupe de la peau.
B. Premier cunéiforme.
C. Second cunéiforme.
D. Troisième cunéiforme.
E. Cuboïde.
F. Extrémité postérieure du cinquième métatarsien.
a,a. Tendons de l'extenseur commun.
b. Pédieux.
c. Extenseur propre du gros orteil.
d. Jambier antérieur.
e. Adducteur du gros orteil.
f. Court fléchisseur du gros orteil.
g. Long fléchisseur du gros orteil.
h. Abducteur du petit orteil.
k. Court fléchisseur commun des orteils.
l. Accessoire du long fléchisseur.
m. Long péronier latéral.
1. Artère pédieuse.
2. Artère plantaire externe.
3. Nerf plantaire externe.

FIG. 4. — **Coupe transversale au milieu du métatarse.**

EXPLICATION.

A,A. Coupe de la peau.
B. Premier métatarsien.
C. Second métatarsien.
D. Troisième métatarsien.
E. Quatrième métatarsien.
F. Cinquième métatarsien.
a,a. Tendons des extenseurs et du pédieux.
b,b. Tendons des fléchisseurs.
c. Adducteur du gros orteil.
d. Court fléchisseur du gros orteil.
e. Abducteur oblique.
f. Abducteur du petit orteil.
g. Court fléchisseur du petit orteil.
h,h. Interosseux dorsaux.
k,k. Interosseux plantaires.

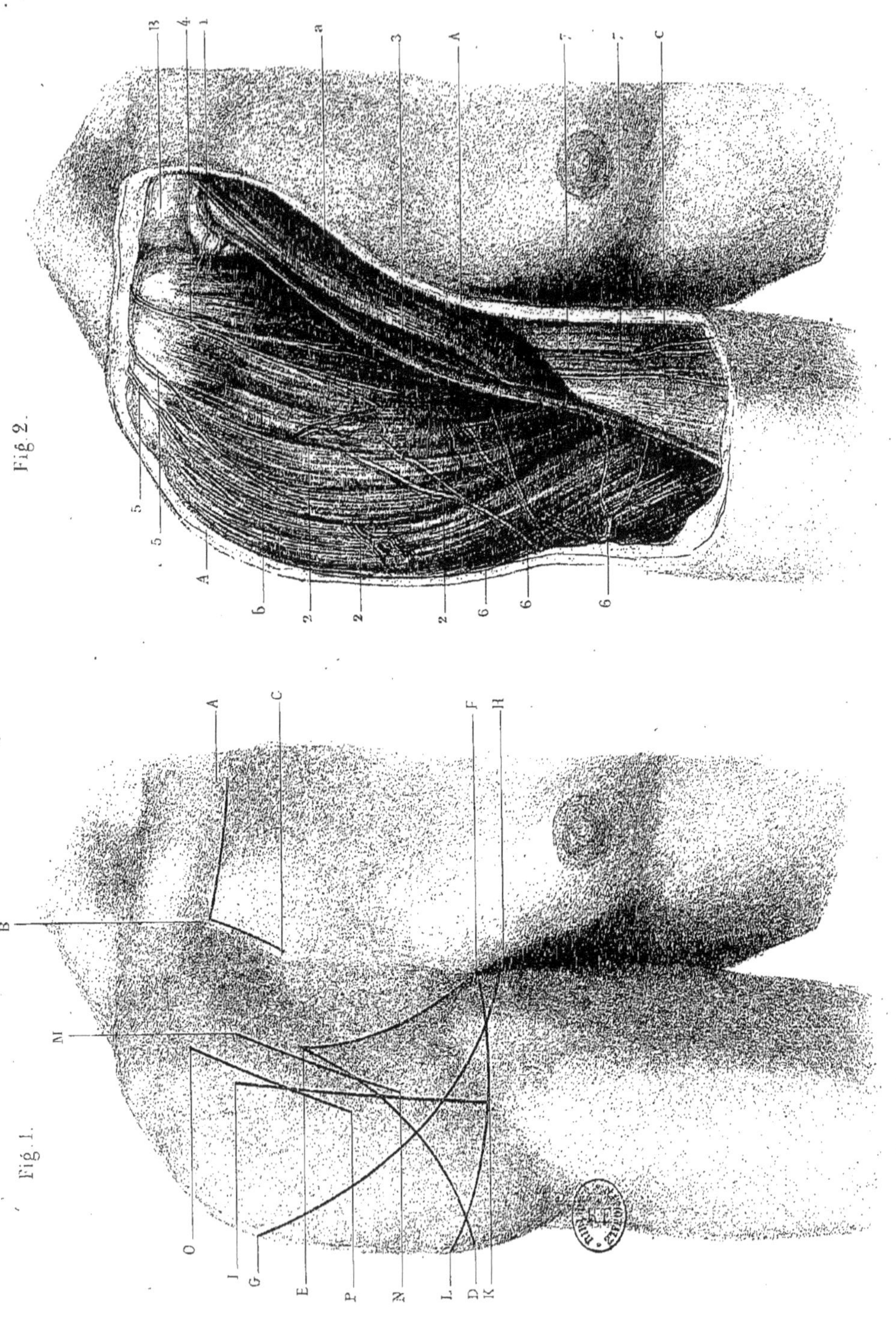

Dessiné d'après nature par J. Sarazin

Préparé par Paulet

V. Mercier Chromolith.

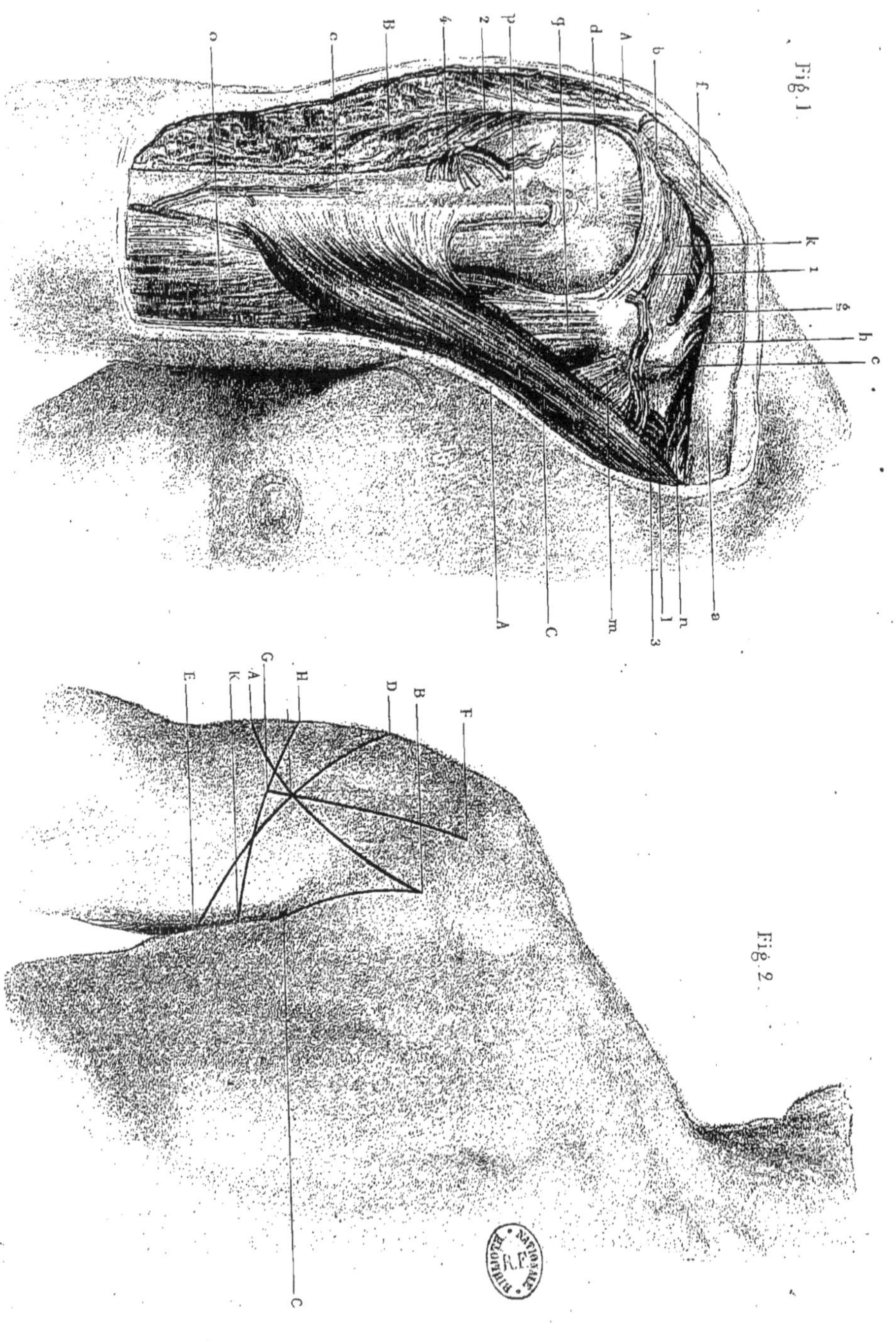

Dessiné d'après nature par J. Sarazin

Préparé par Paulet

V. Mercier Chromolith.

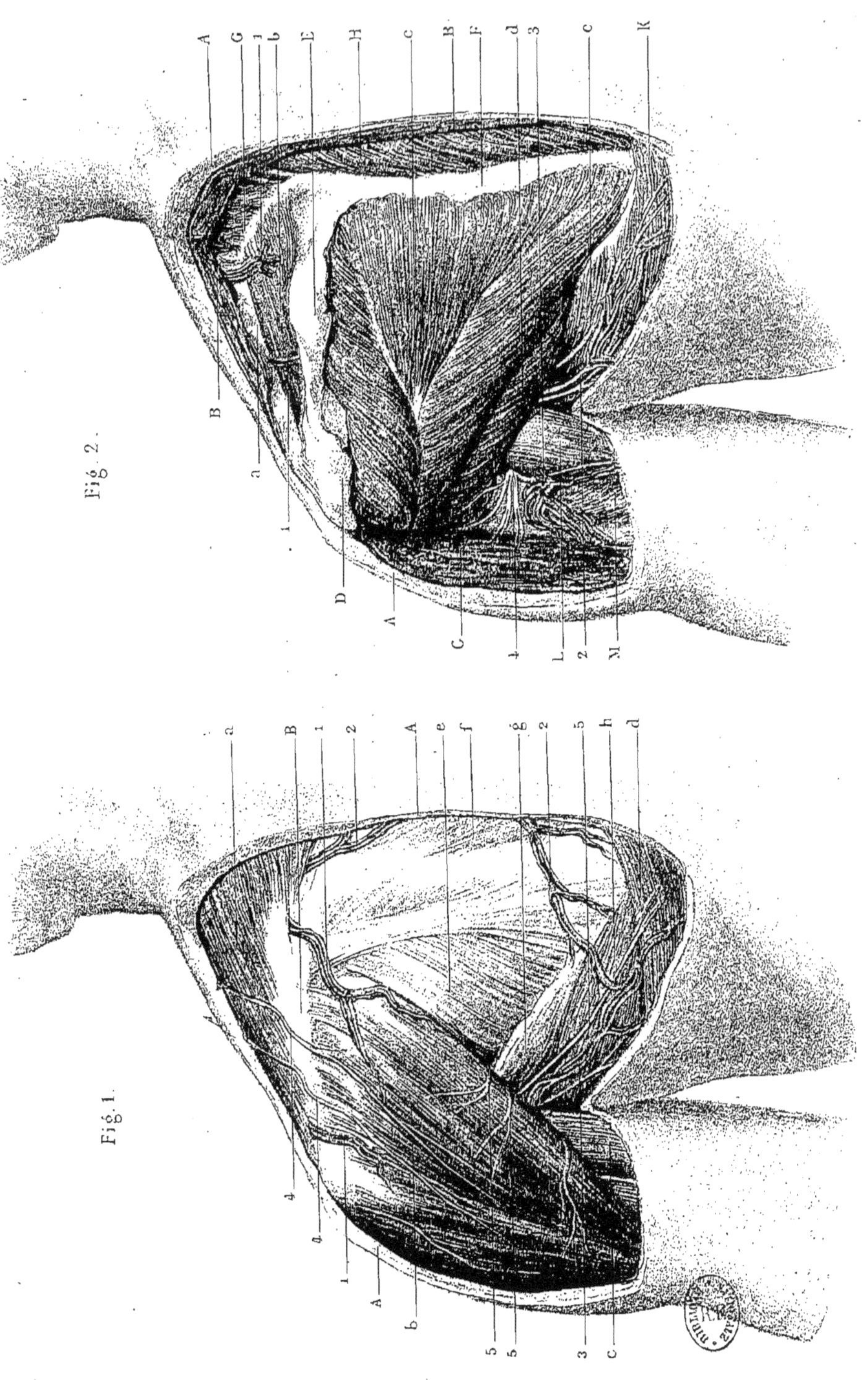

Dessiné d'apres nature par J. Sarazin.

Préparé par Paulet.

V. Mercier Chromolith.

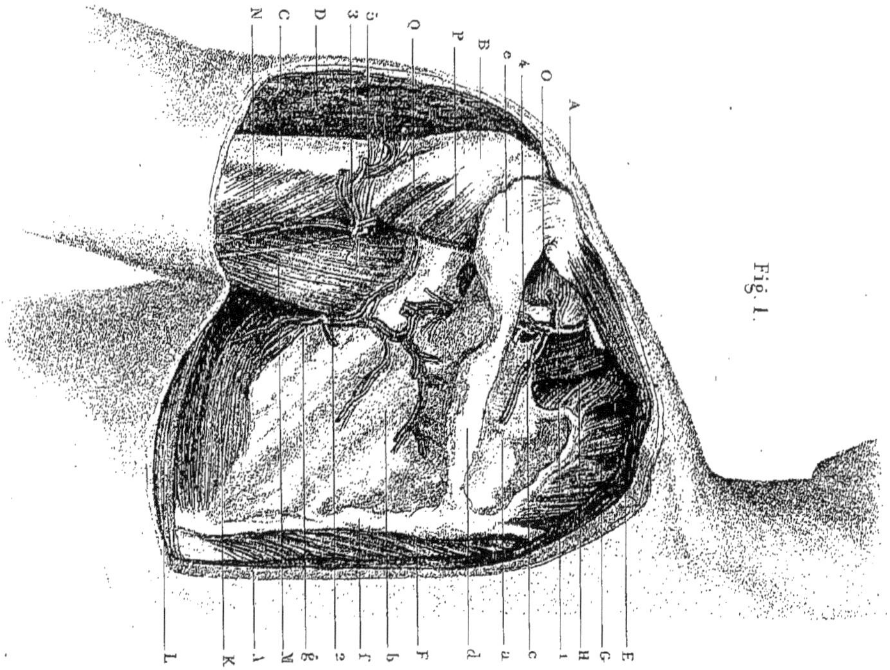

Fig. 1.

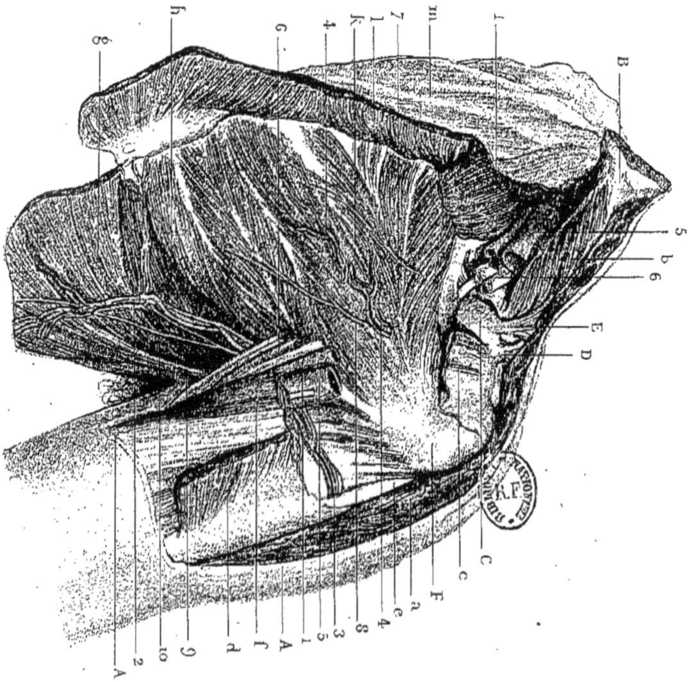

Fig. 2.

Dessiné d'après nature par J. Sarazin

Préparé par Paulet

Imp. Lemercier & Cie Paris

V. Mercier Chromolith.

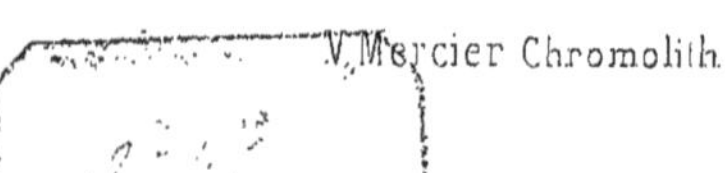

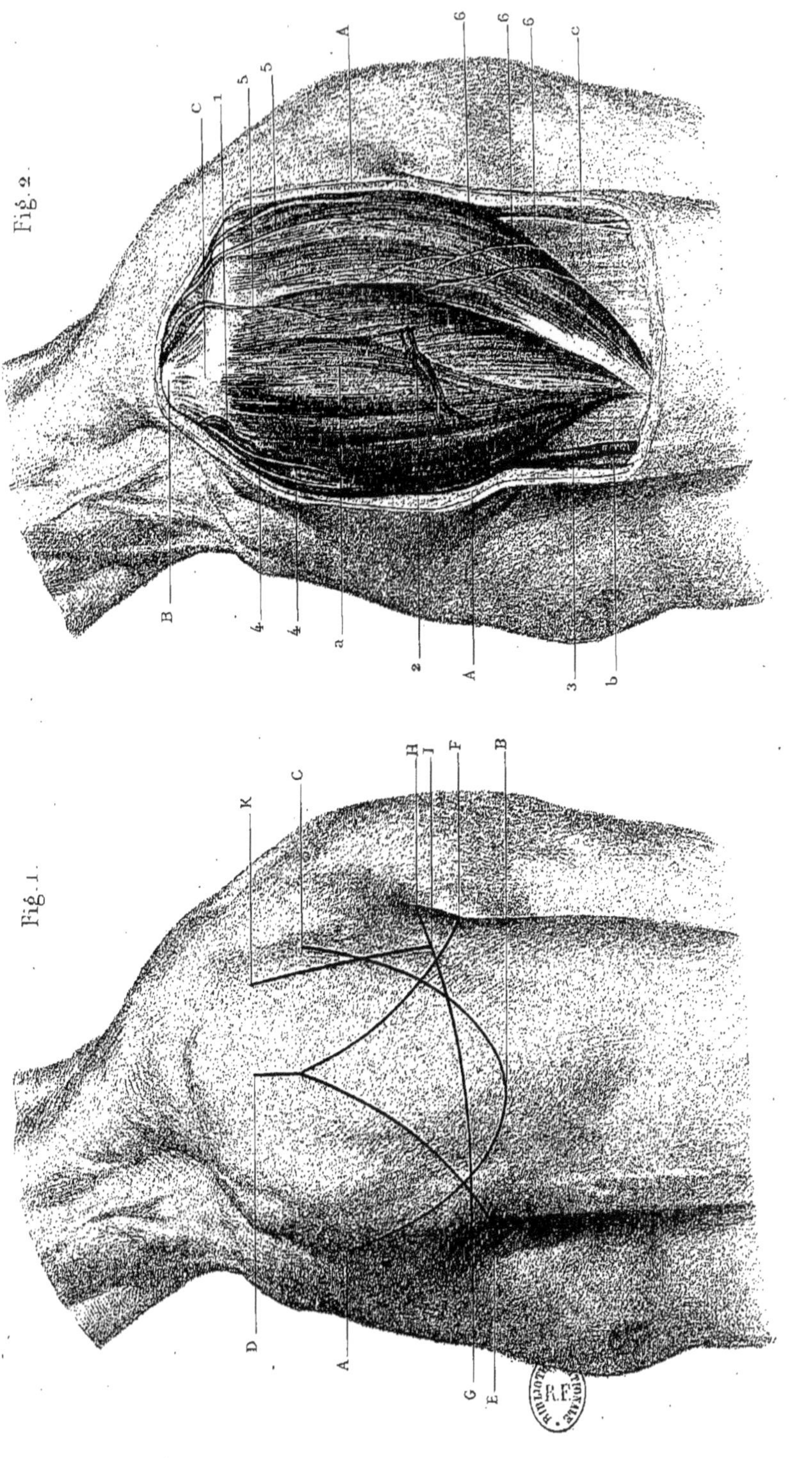

Dessiné d'aprés nature par J. Sarazin.

Preparé par Paulet.

V. Mercier Chromolith.

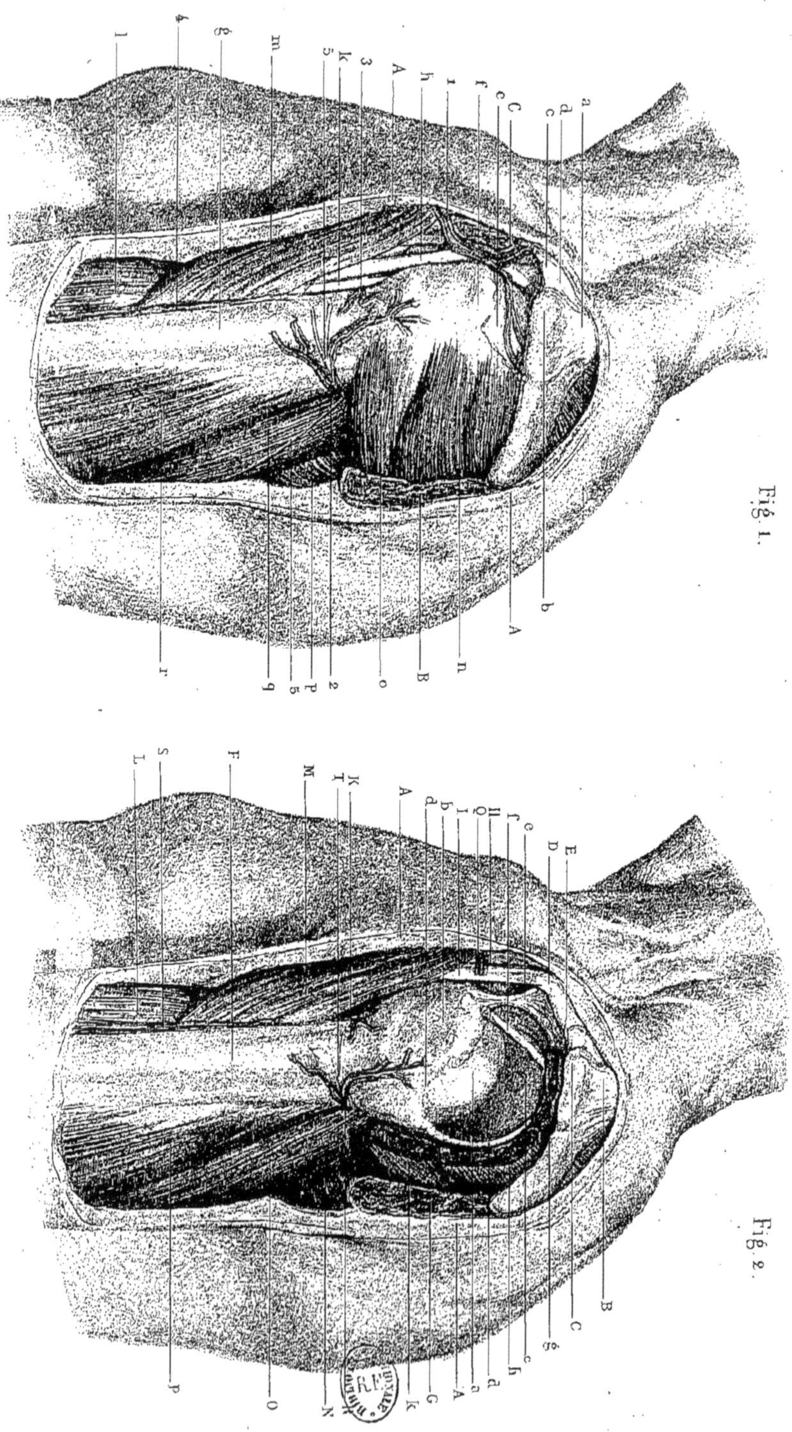

Fig. 1.

Fig. 2.

Dessiné d'après nature par J. Sarazin.

Préparé par Sarazin

V Mercier Chromolith

Imp. Lemercier & Cie Paris.

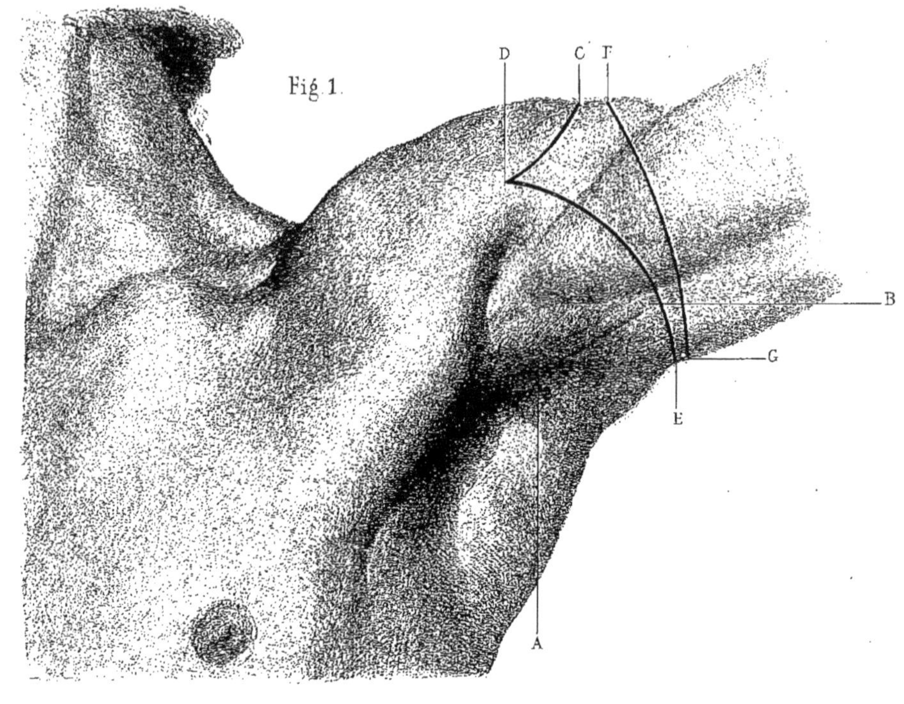

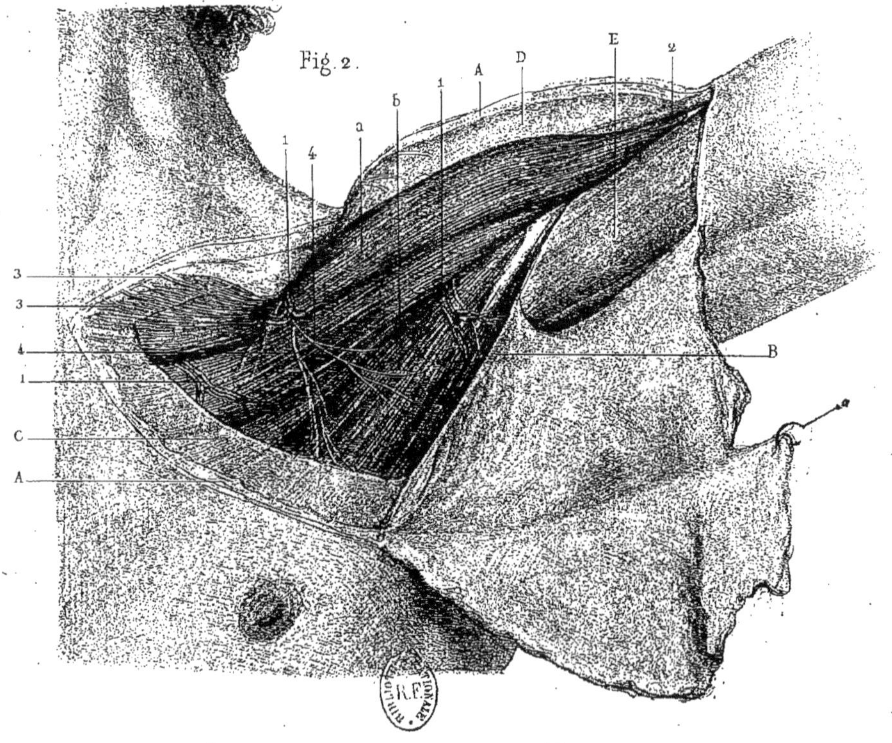

Dessiné d'après nature par J. Sarazin. Préparé par Paulet V. Mercier Chromolith.

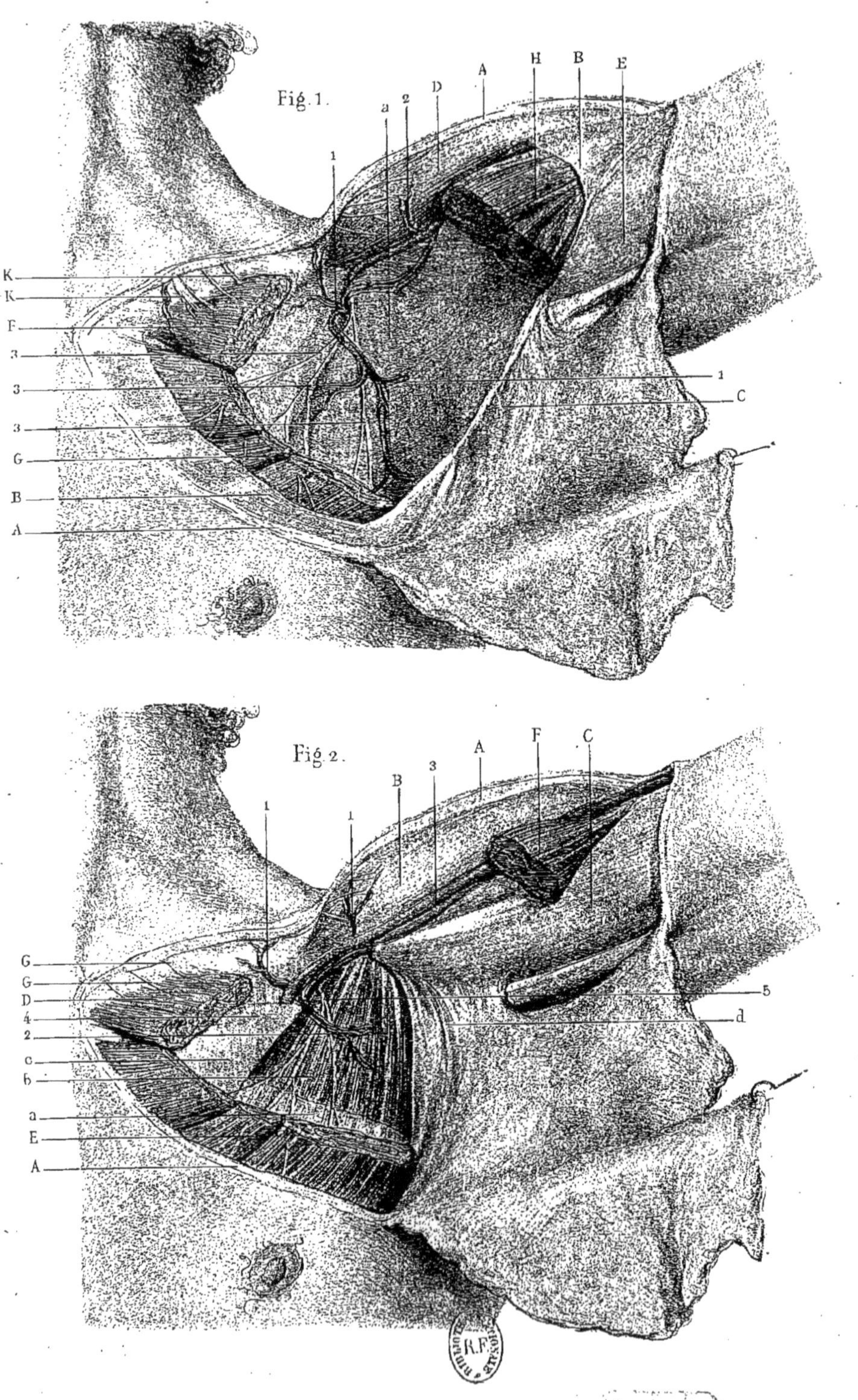

Dessiné d'après nature par J. Sarazin

Préparé par Paulet

Imp. Lemercier & Cie Paris

V. Mercier Chromolith

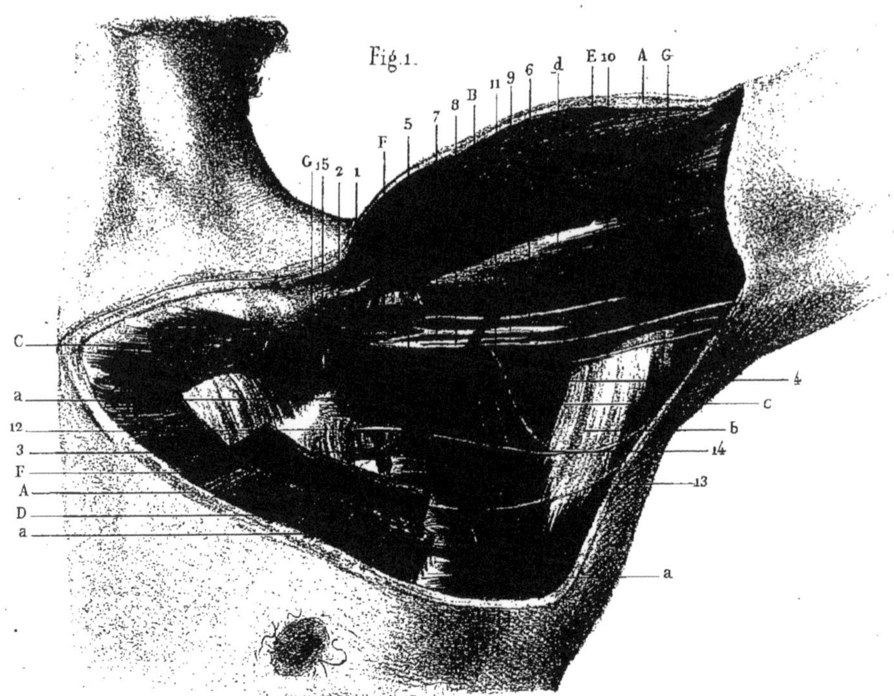

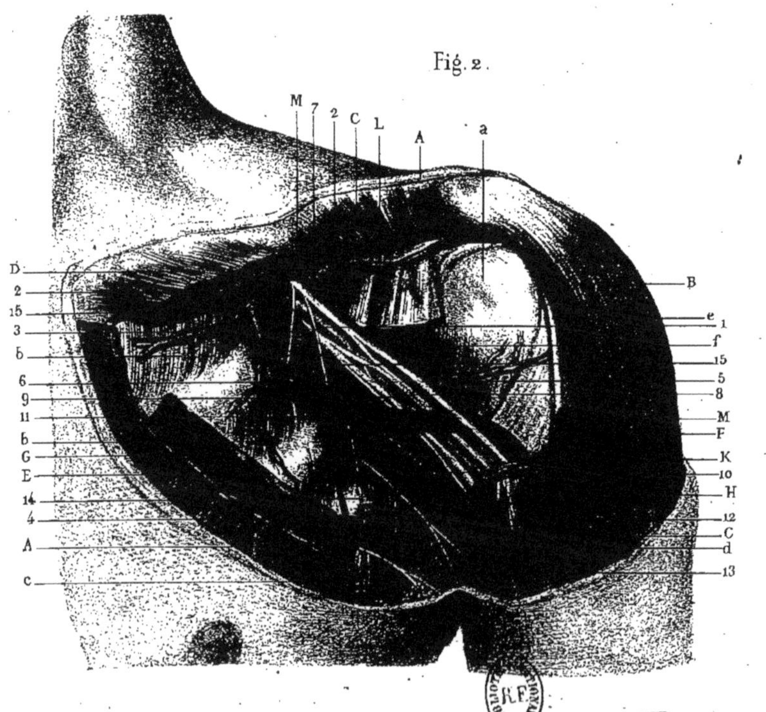

Dessiné d'après nature par J. Sarazin. Préparé par Paulet. V. Mercier Chromolith.

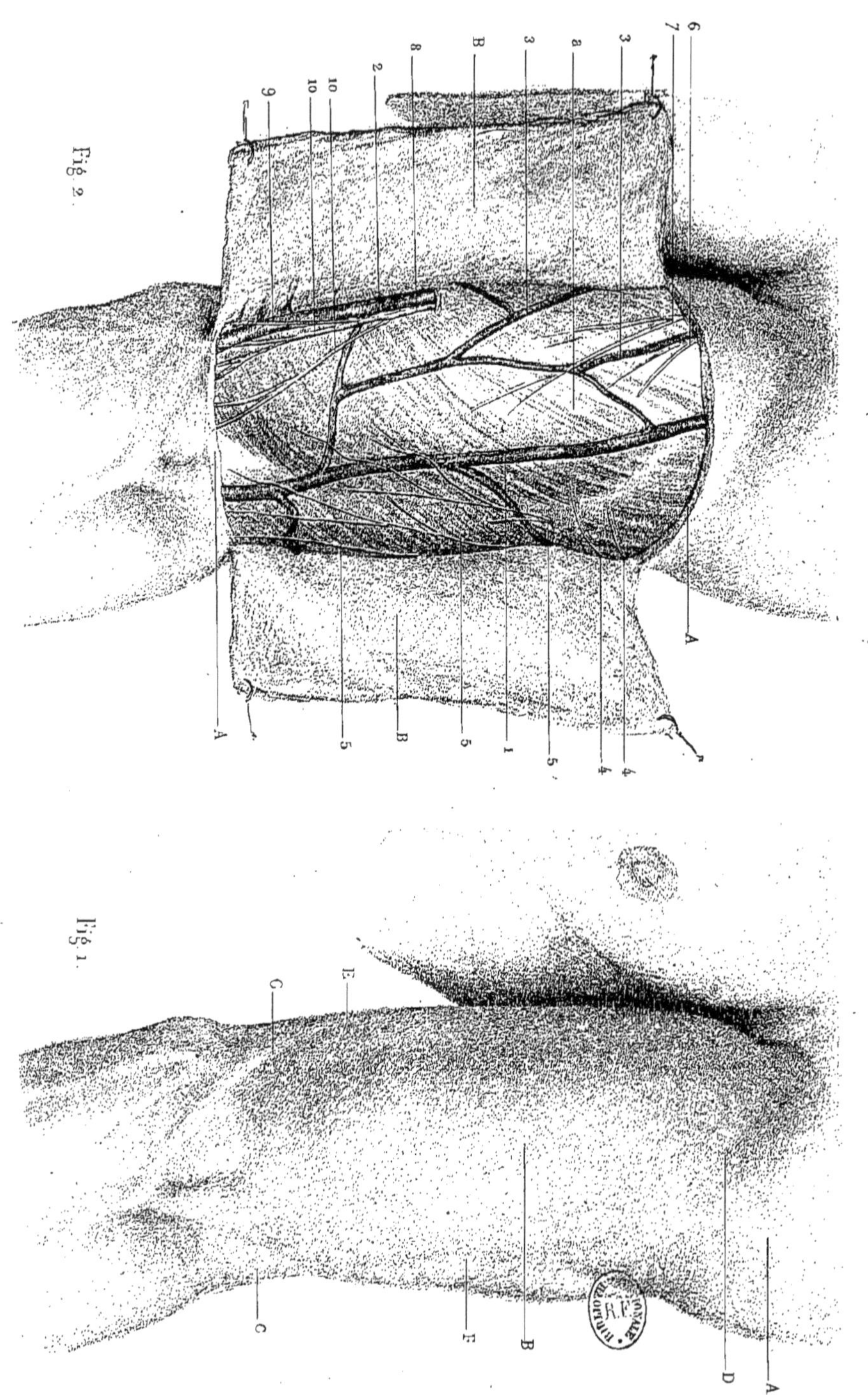

Fig. 2.

Fig. 1.

Dessiné d'après nature par J. Sarazin.

Préparé par Paulet. … V. Mercier Chromolith.

Imp. Lemercier & Cie Paris

Fig. 2.

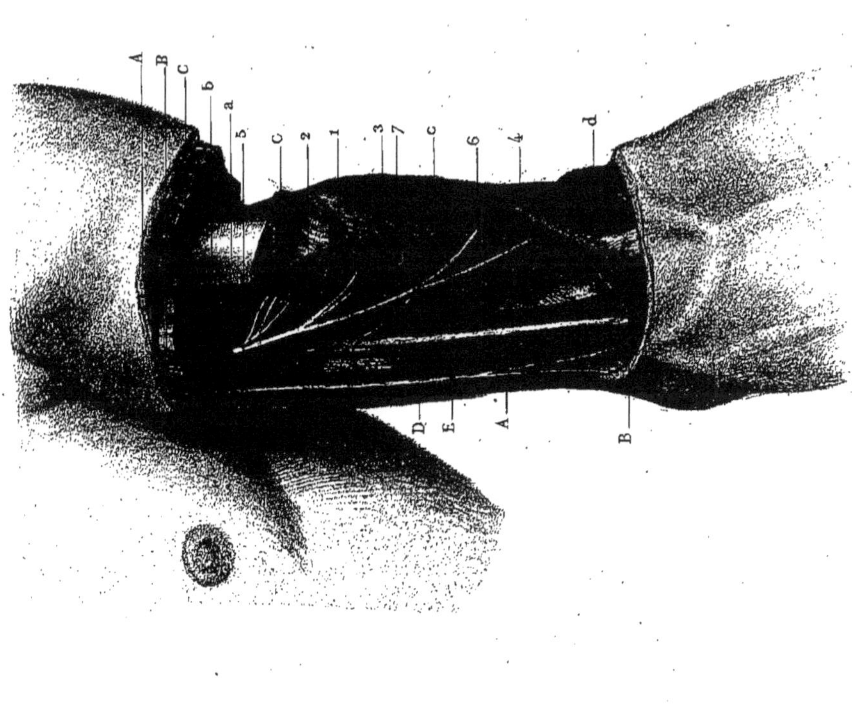

Fig. 1.

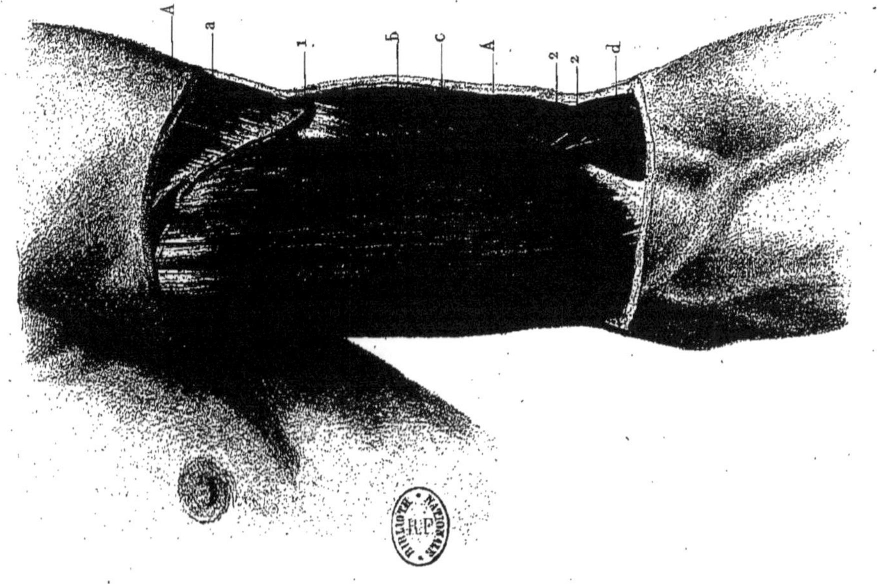

Dessiné d'après nature par J. Sarazin. Préparé par Paulet. V. Mercier Chromolith.

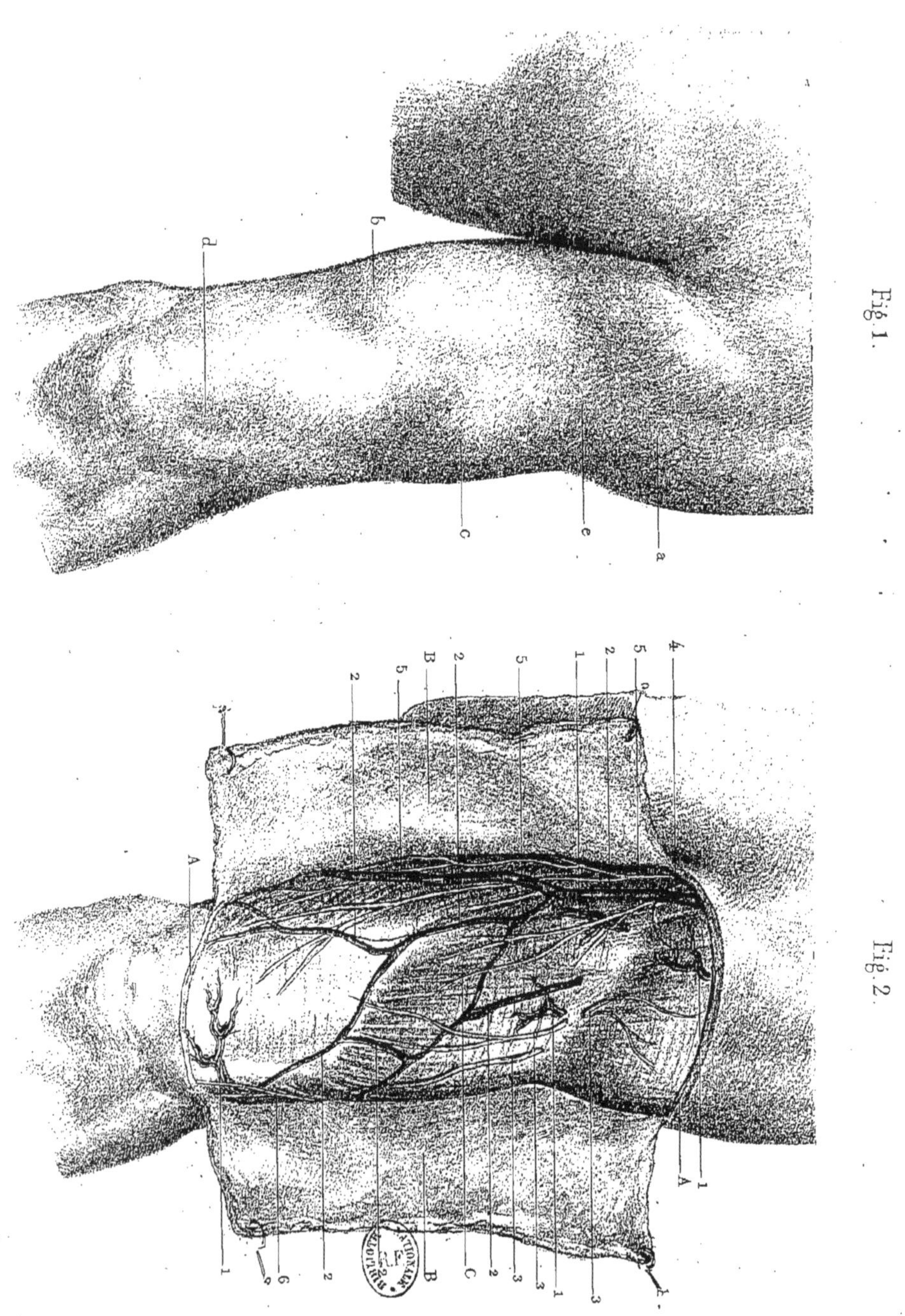

Dessiné d'après nature par J. Sarazin.

Préparé par Paulet.

V. Mercier Chromolith

Imp. Lemercier & Cie Paris

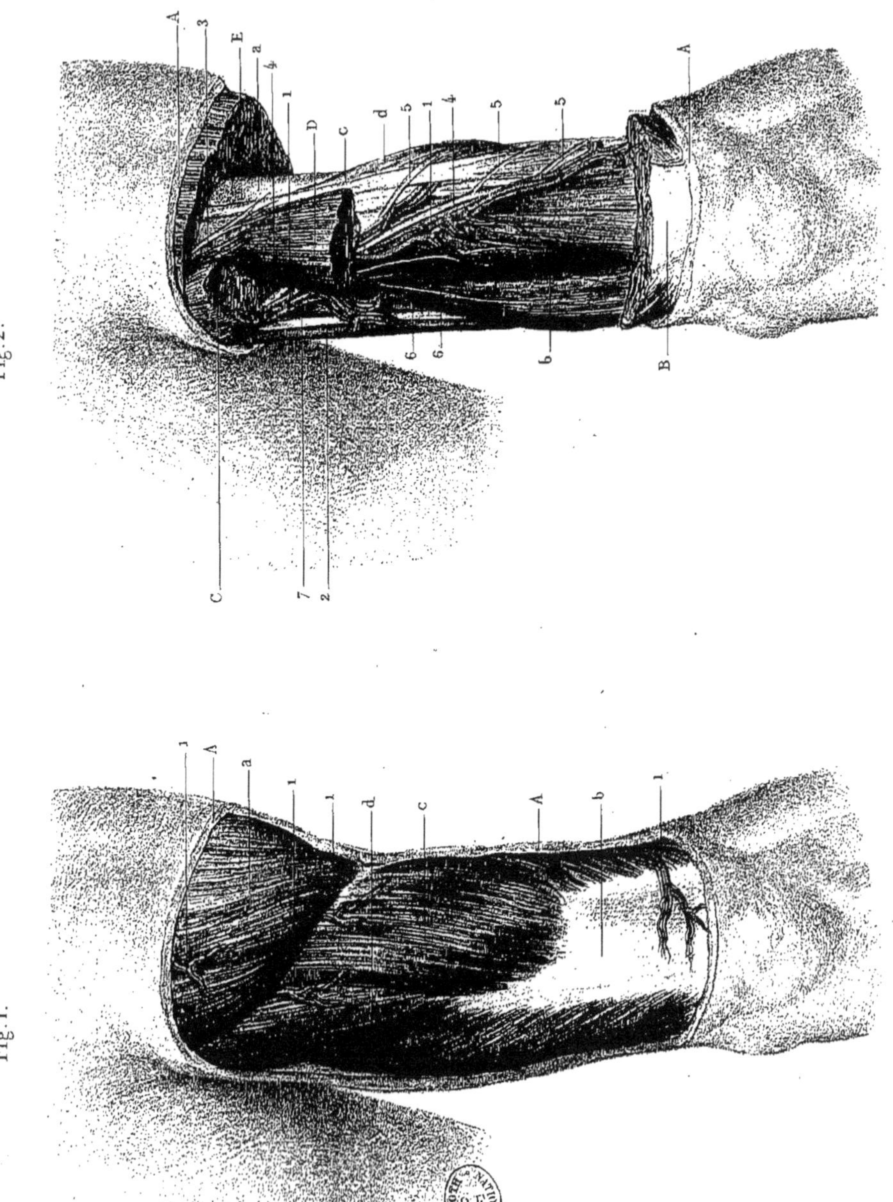

Dessiné d'après nature par J. Sarazin   Préparé par Paulet   V. Mercier Chromolith.

Imp. Lemercier & Cie Paris.

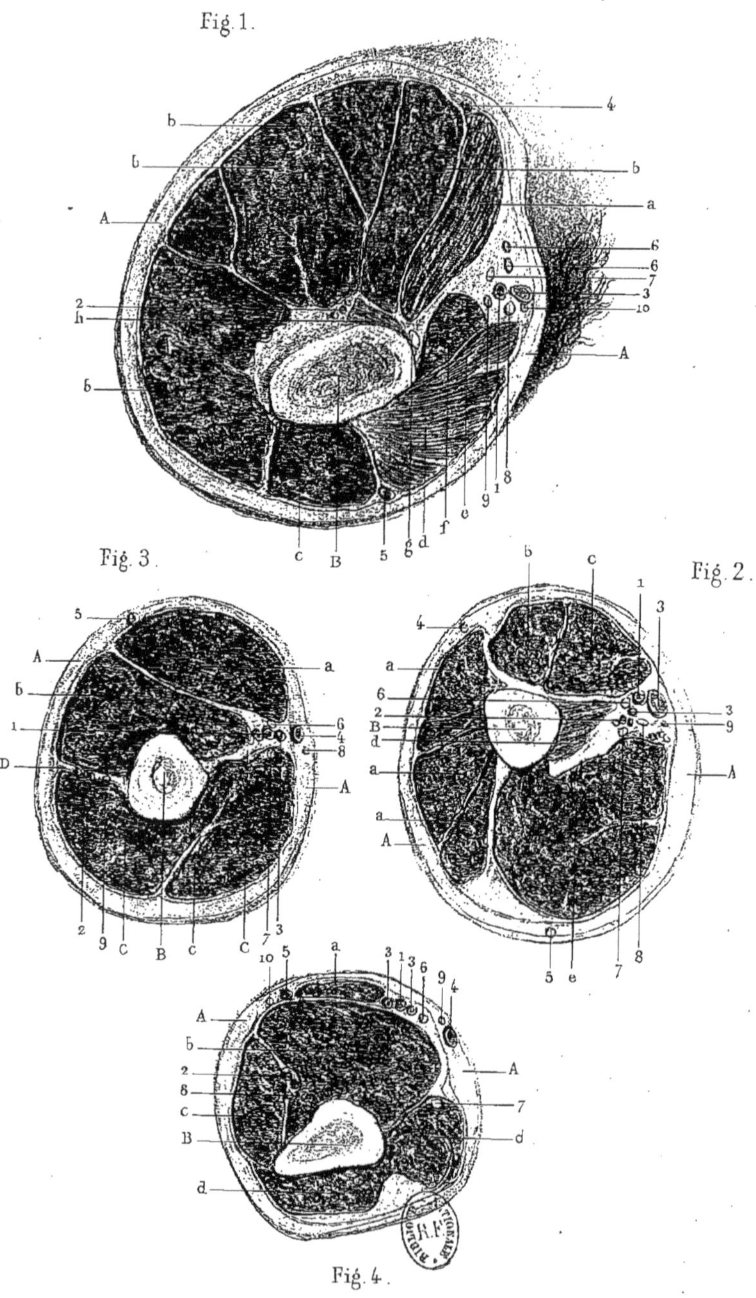

ssiné d'après nature par J. Sarazin. Préparé par Paulet. V. Mercier Chromolith

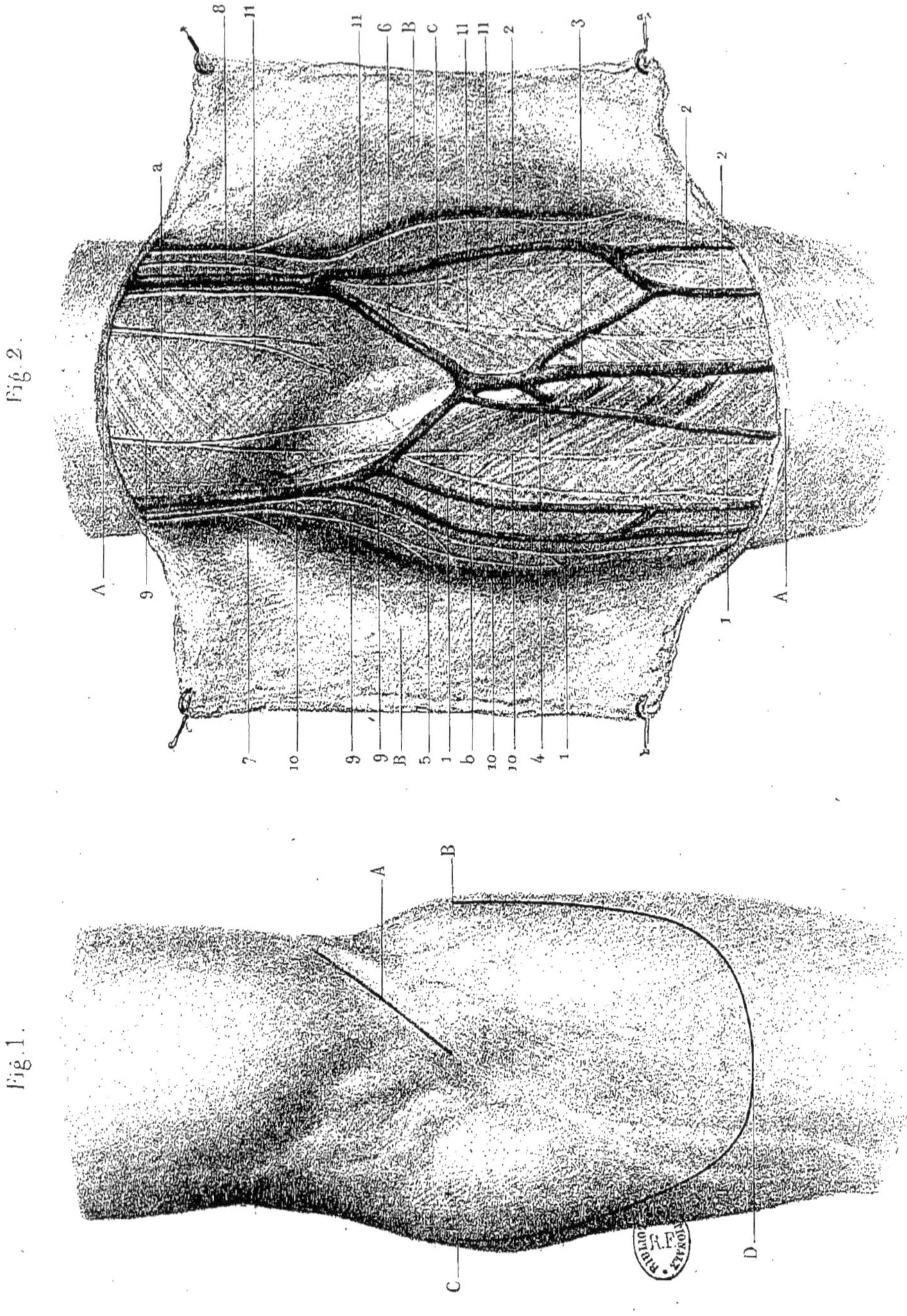

Fig. 2.

Fig. 1.

Dessiné d'après nature par J Sarazin — Préparé par Paulet — V Mercier Chromolith

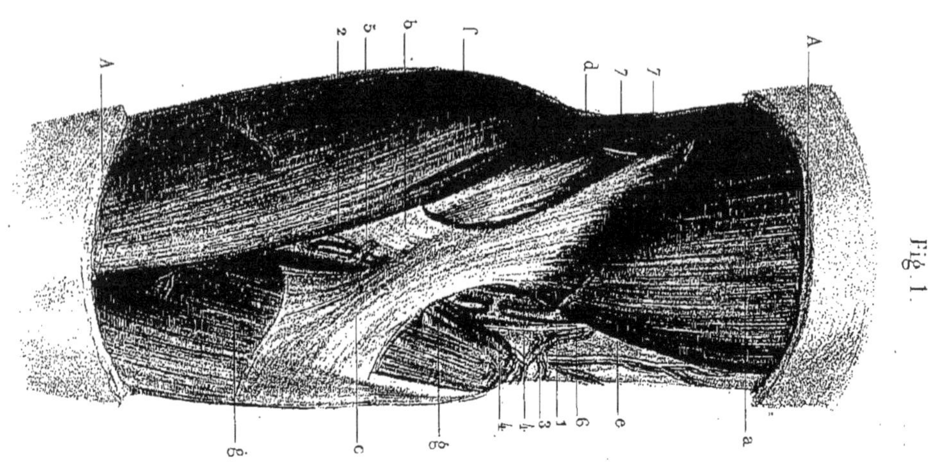

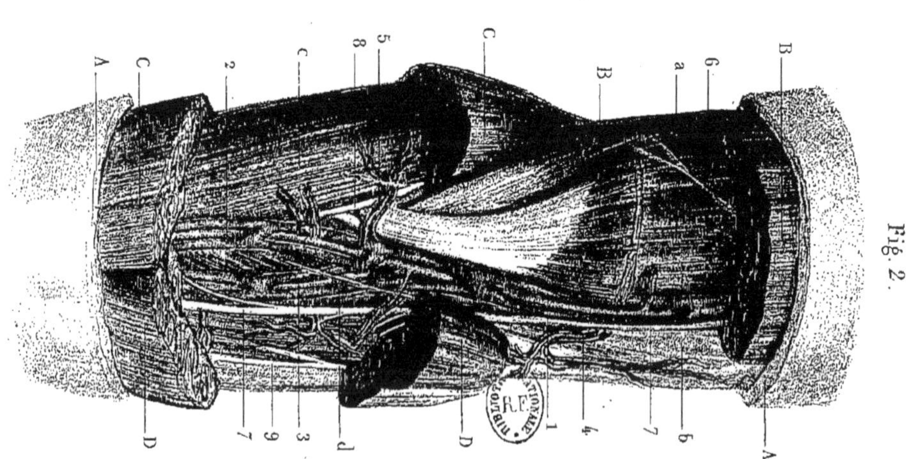

Dessiné d'après nature par J Sarazin

Préparé par Paulet

Imp. Lemercier & Cie Paris

V. Mercier Chromolith.

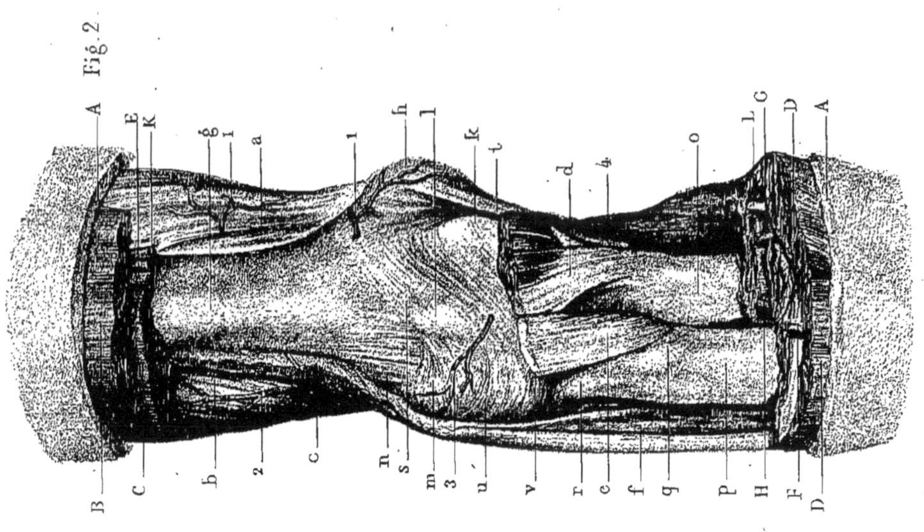

Fig. 2

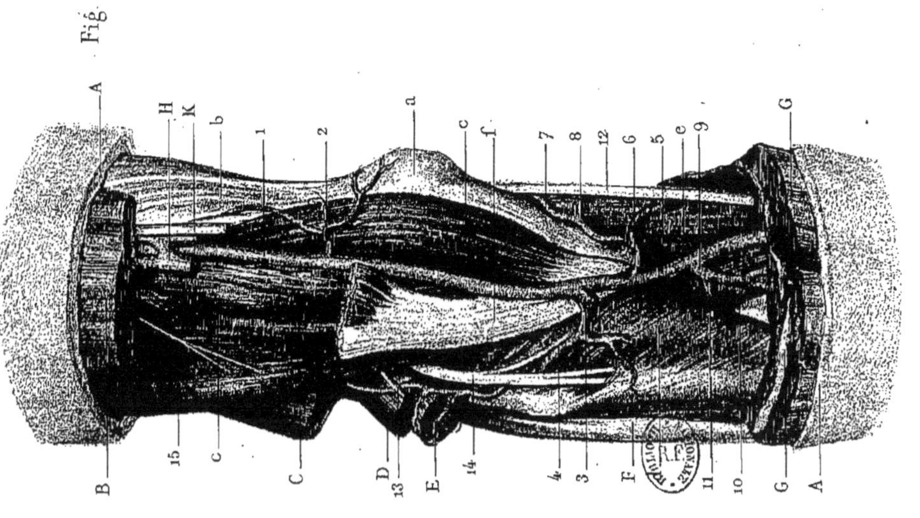

Fig. 1

Dessiné d'après nature par J Sarazin — Préparé par Paulet — V Mercier Chromolith.

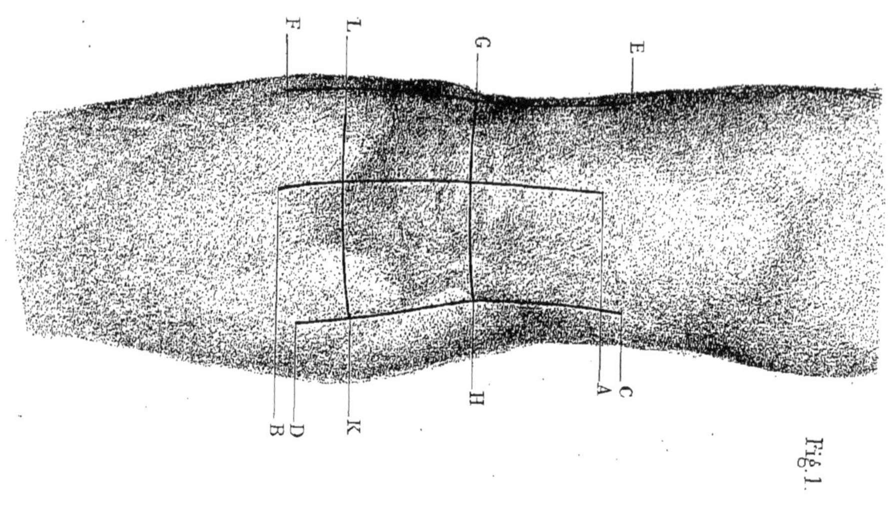

Fig. 1.

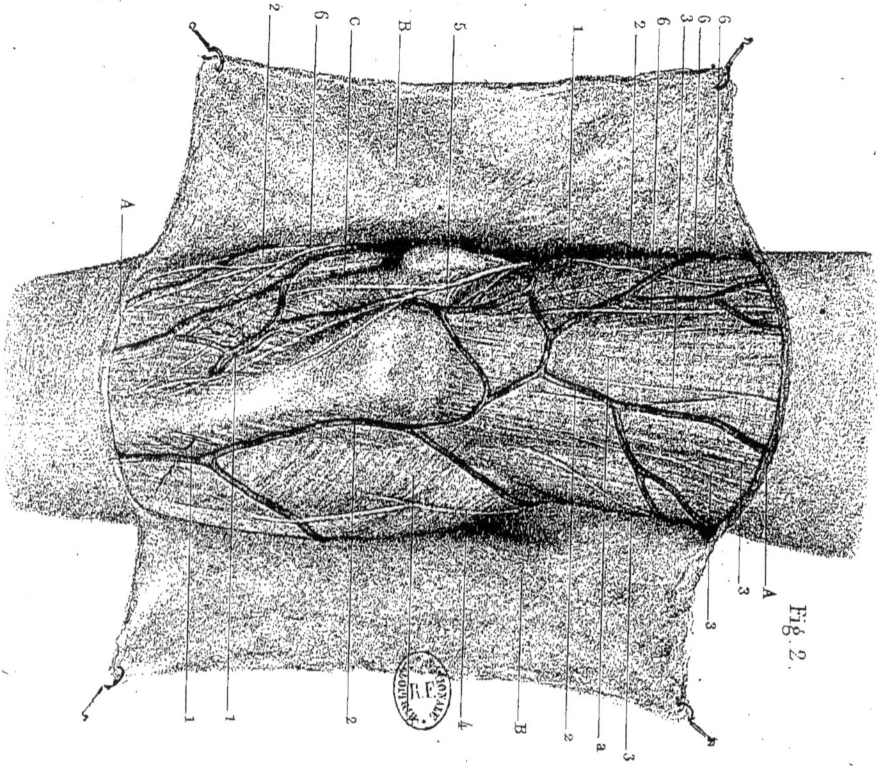

Fig. 2.

Dessiné d'après nature par J. Sarazin.

Préparé par Paulet

V. Mercier Chromolith

Imp. Lemercier & Cie Paris

Fig. 2.

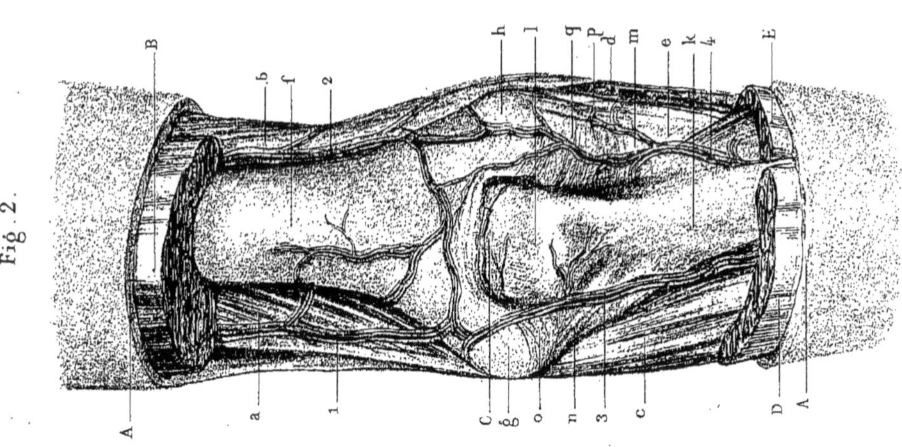

Fig. 1.

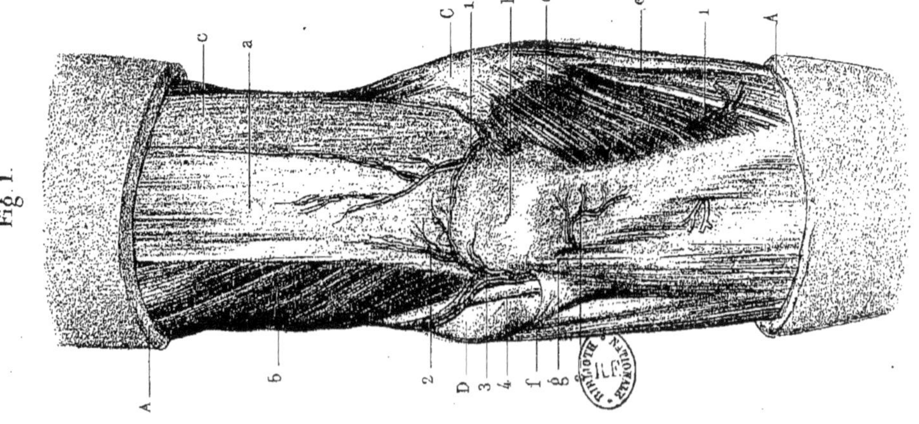

Dessiné d'après nature par J. Sarazin

Préparé par Paulet

Imp. Lemercier & Cie Paris

V. Mercier Chromolith.

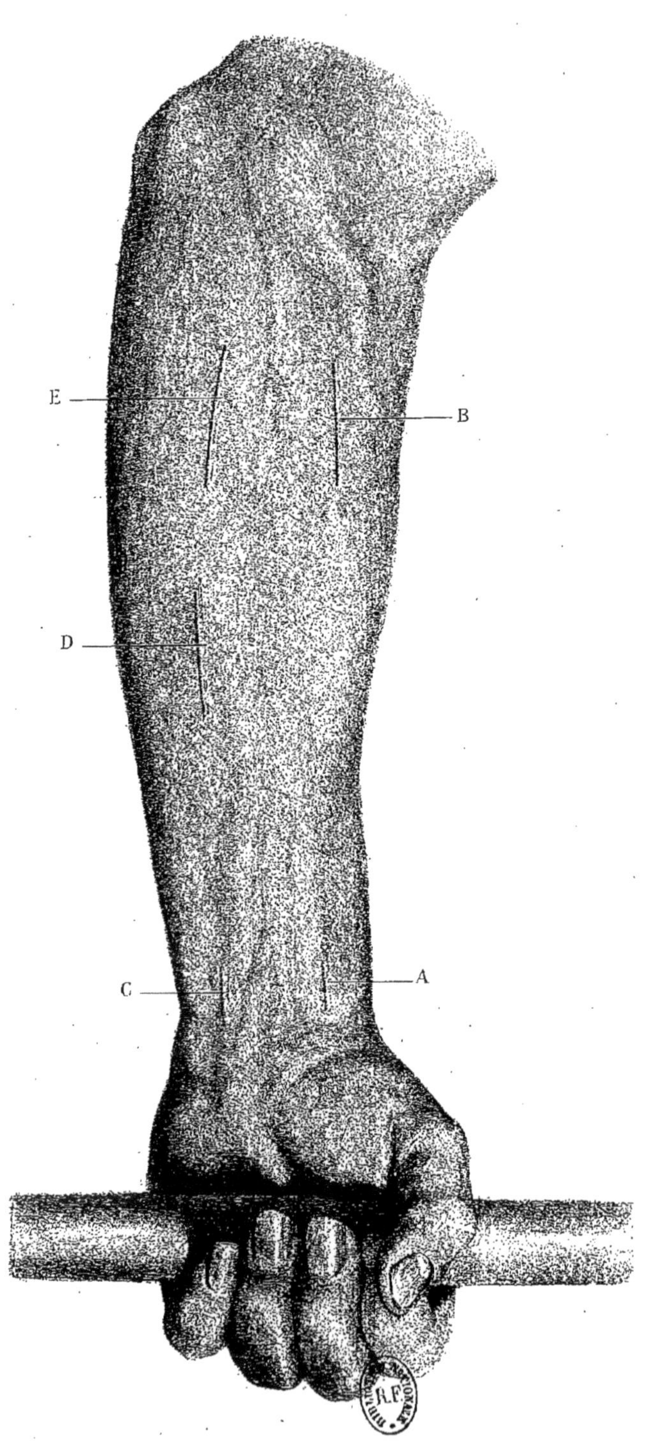

Dessiné d'après nature par J. Sarazin.

Imp. Lemercier & Cie Paris

V. Mercier Chromolit.

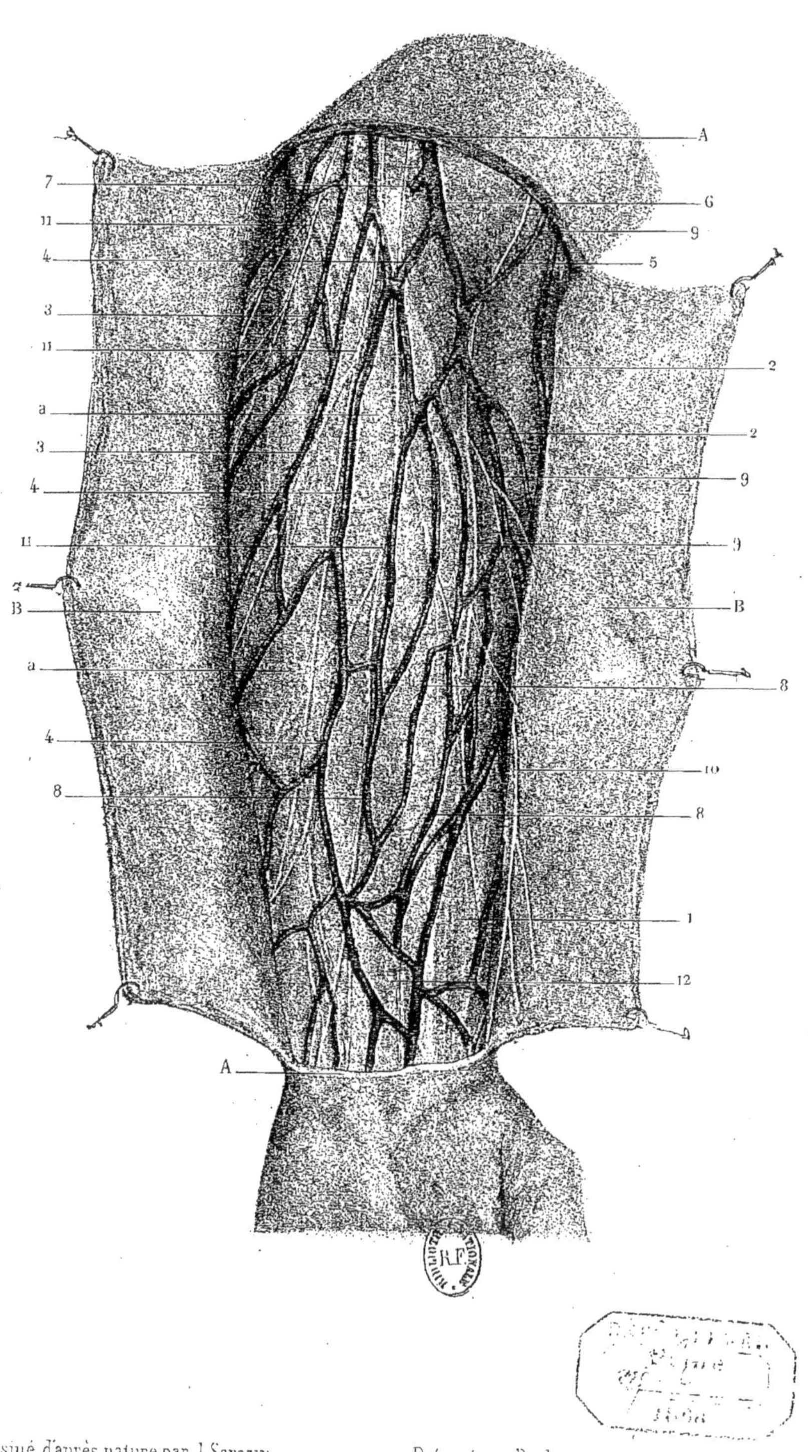

Dessiné d'après nature par J. Sarazin

Préparé par Paulet

V Mercier Chromolith

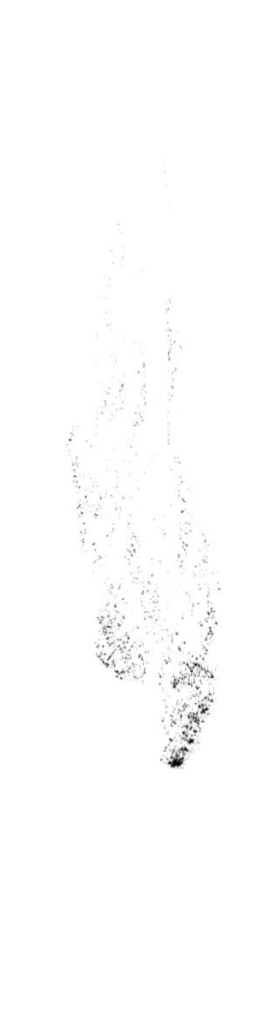

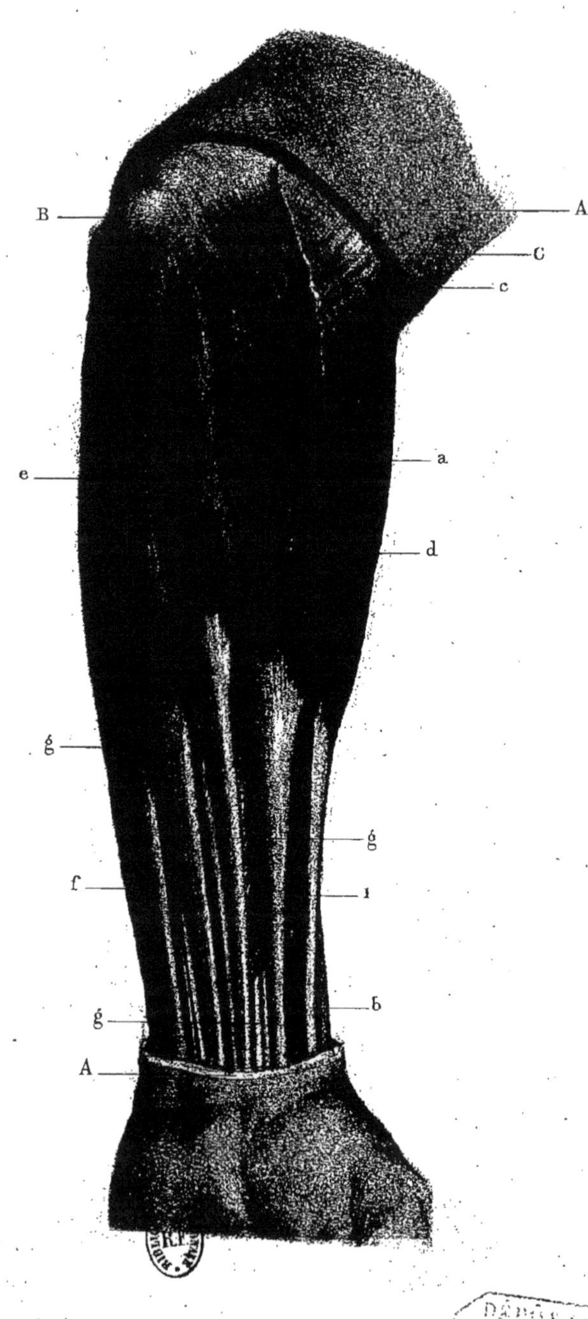

Dessiné d'après nature par J. Sarazin.

Préparé par Paulet

V. Mercier Chromolith

Imp. Lemercier & Cie Paris.

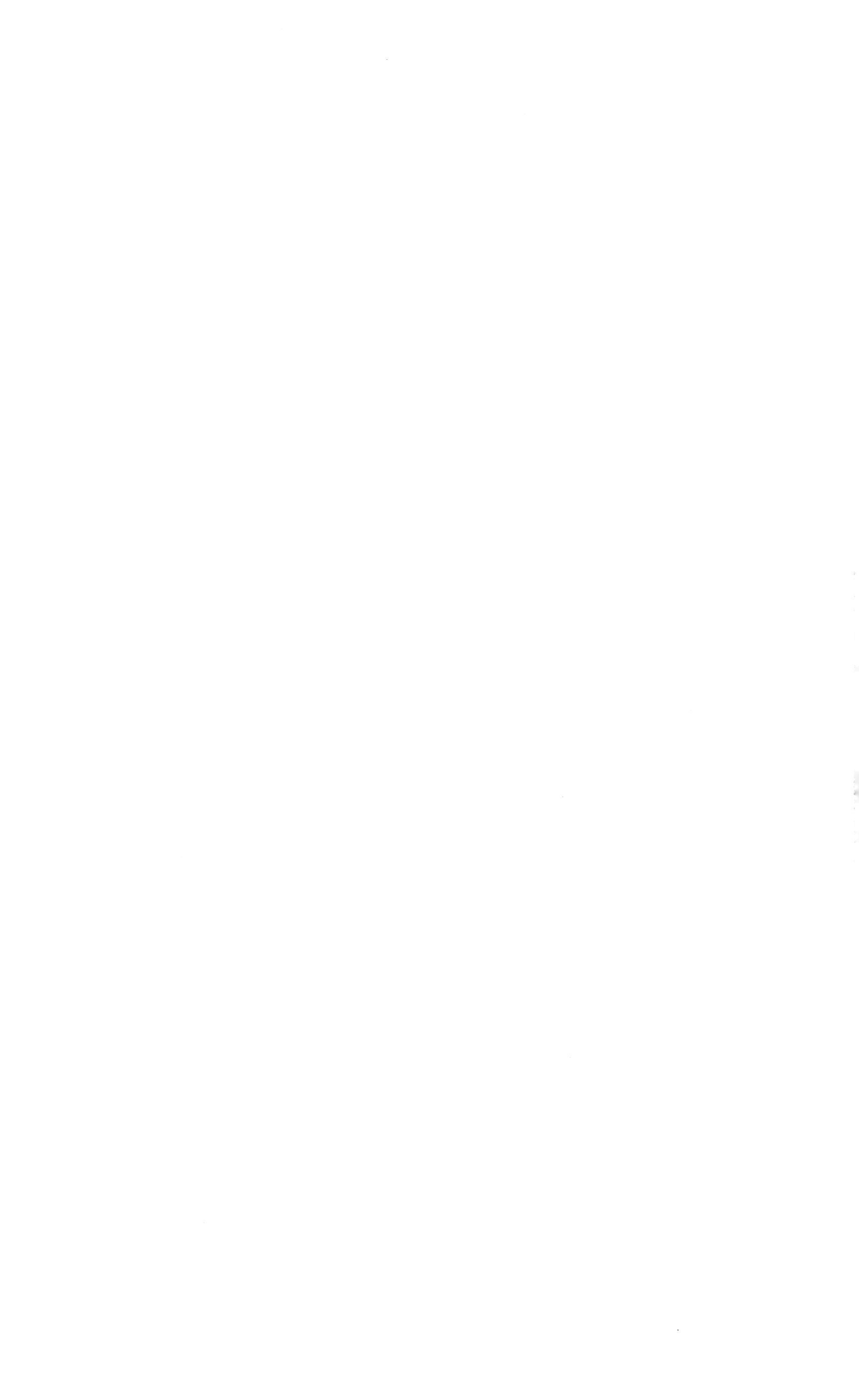

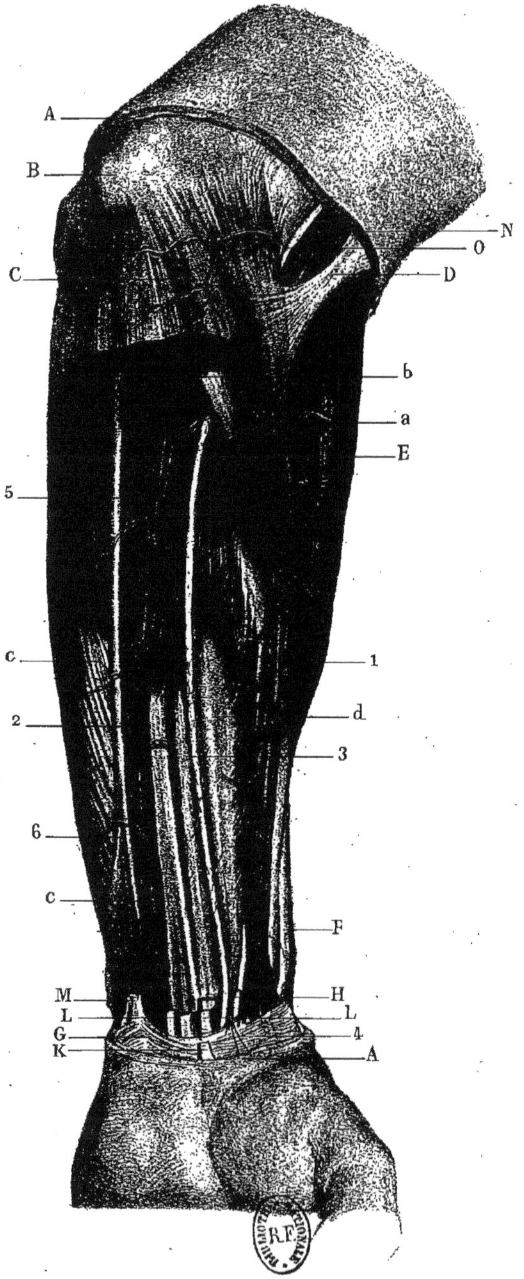

A
B
C
N
O
D
b
a
E
5
c
1
2
d
3
6
c
F
M
H
L
L
G
4
K
A

Dessiné d'après nature par J. Sarazin. Préparé par Paulet. V. Mercier Chromolith.

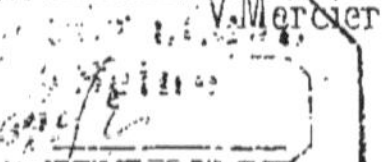

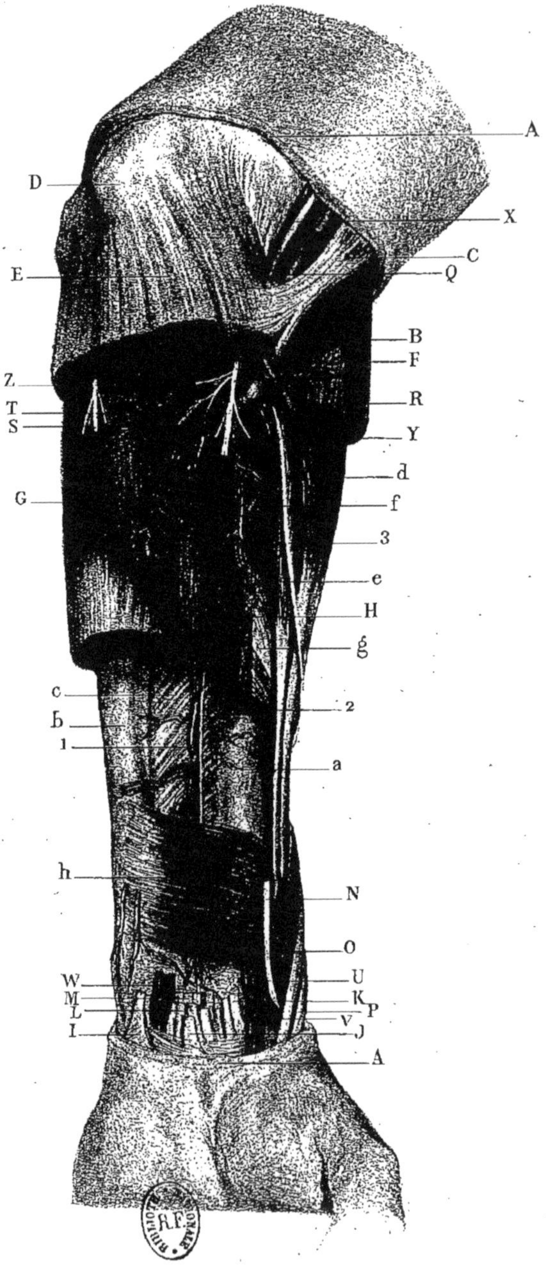

A
D
X
C
E
Q
B
F
Z
R
T
S
Y
d
G
f
3
e
H
g
c
2
b
1
a
h
N
O
W
U
M
K
P
L
V
I
J
A

Dessiné d'après nature par J. Sarazin.

Préparé par Paulet.

V. Mercier Chromolith.

Imp. Lemercier & Cie Paris.

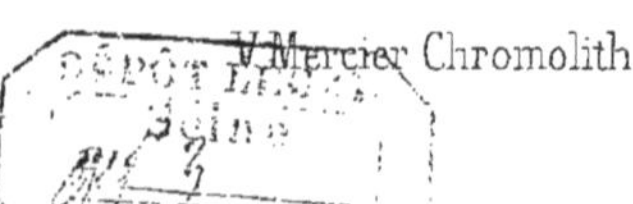

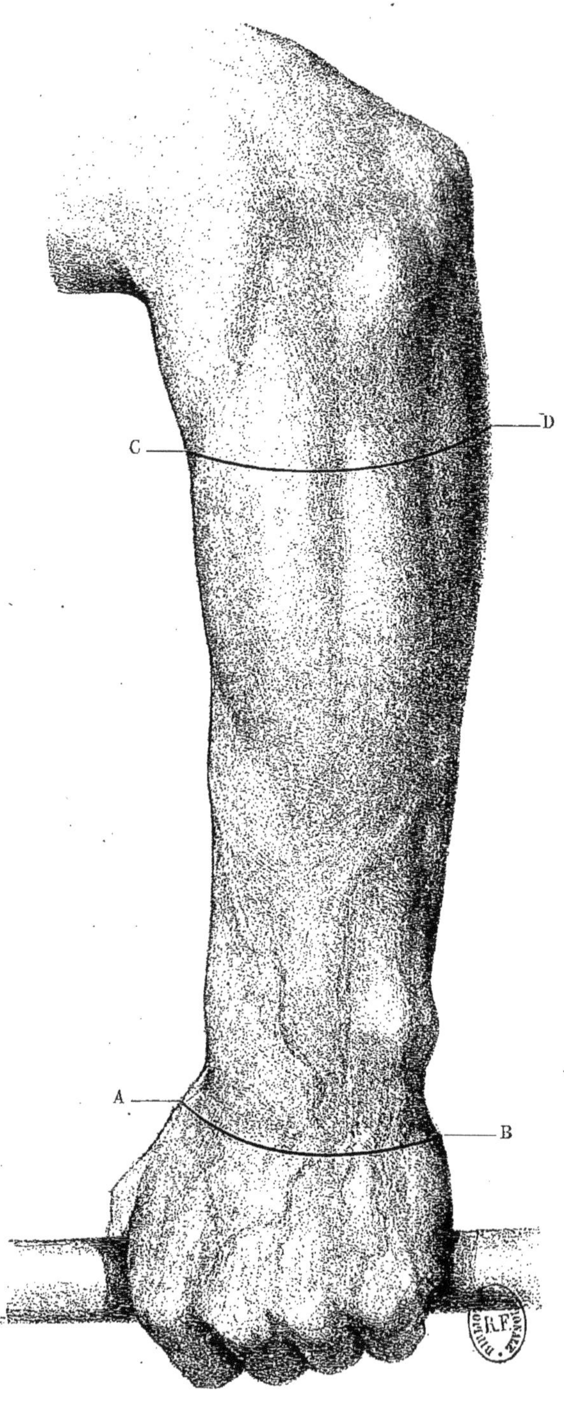

Dessiné d'après nature par J. Sarazin. Imp. Lemercier & Cie Paris V. Mercier Chromolith.

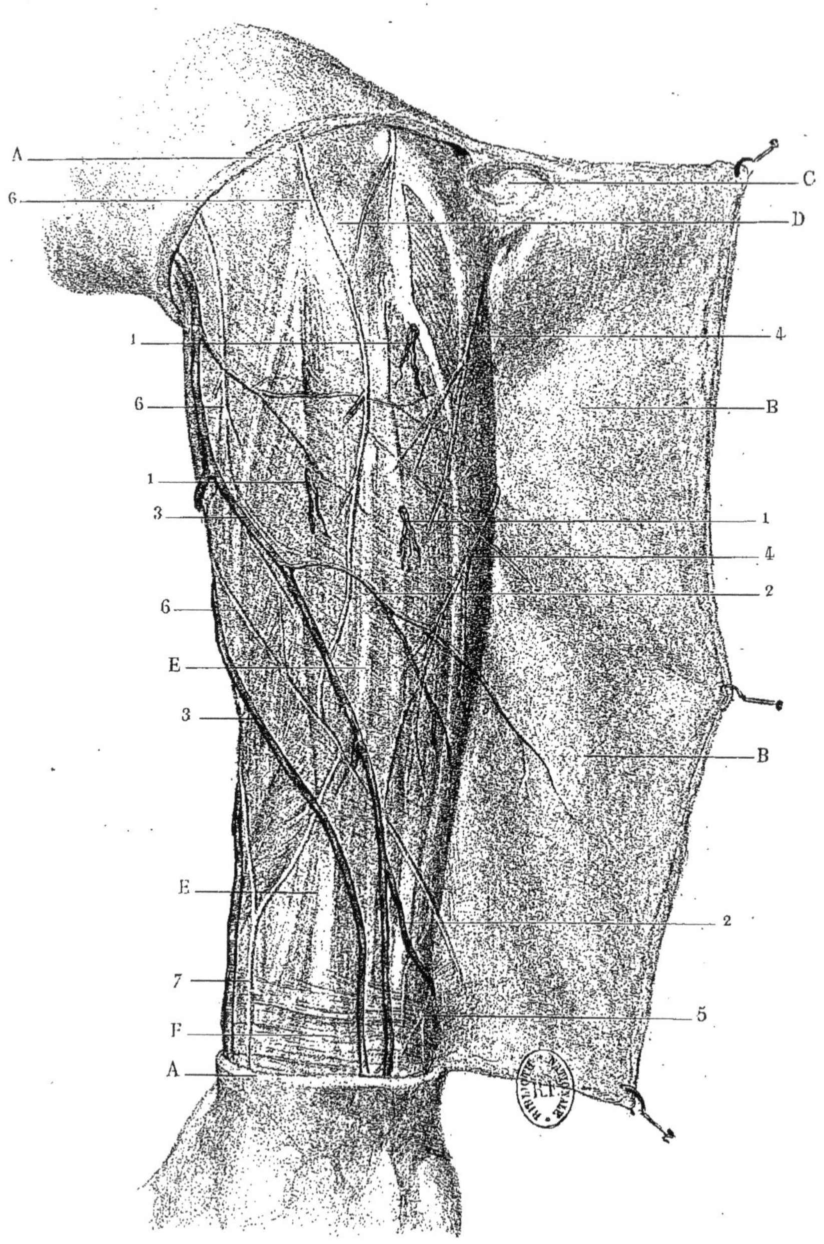

Dessiné d'après nature par J. Sarazin. Préparé par Paulet. V. Mercier Chromolith.

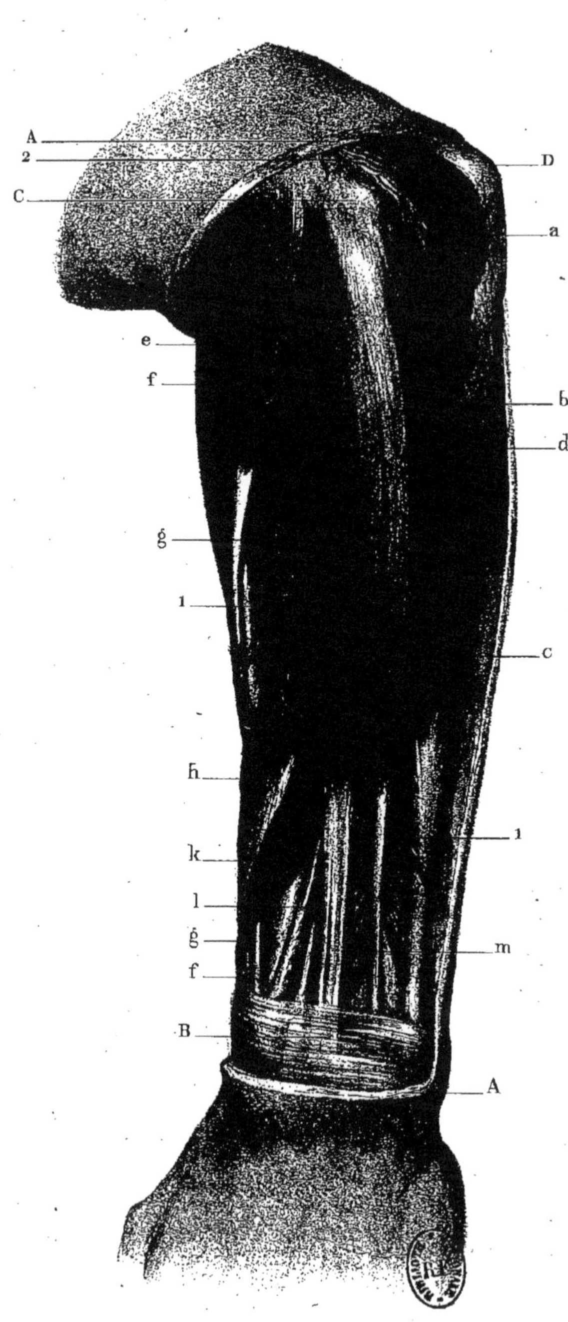

Dessiné d'après nature par J. Sarazin

Préparé par Paulet

V. Mercier Chromolith.

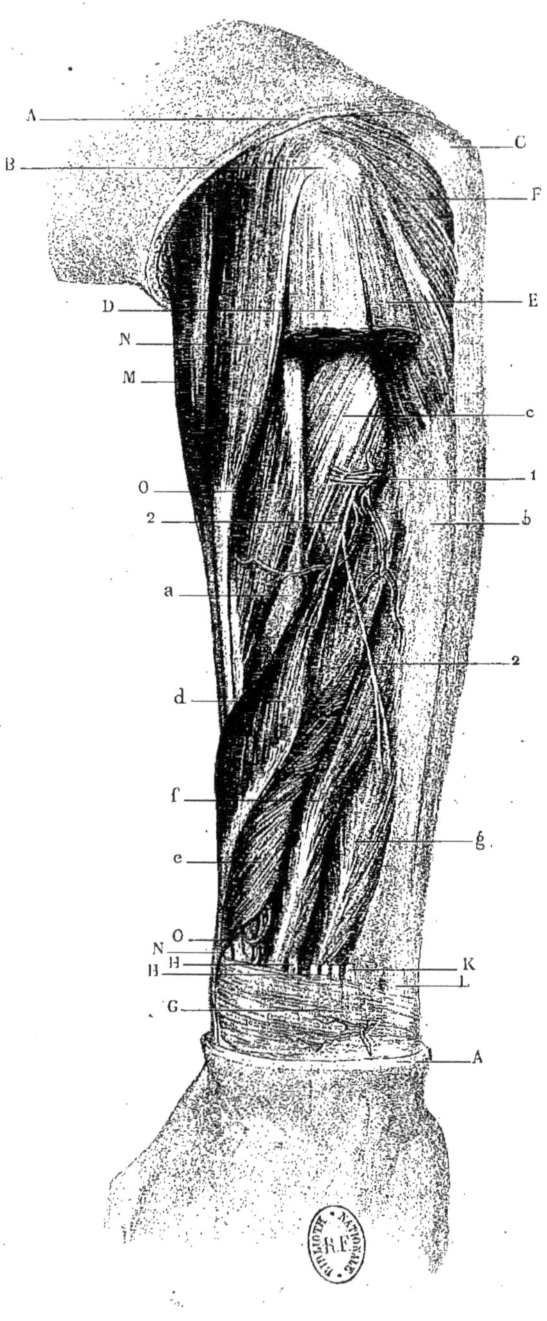

è d'après nature par J. Sarazin.

Préparé par Paulet

, V Mercier Chromolith.

Imp. Lemercier & Cie Paris

Fig. 1. Fig. 2.

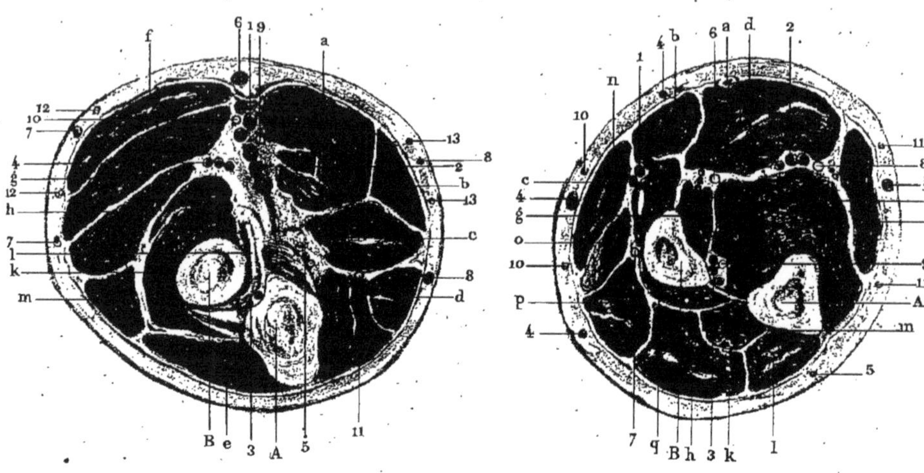

Fig. 1. Fig. 2.

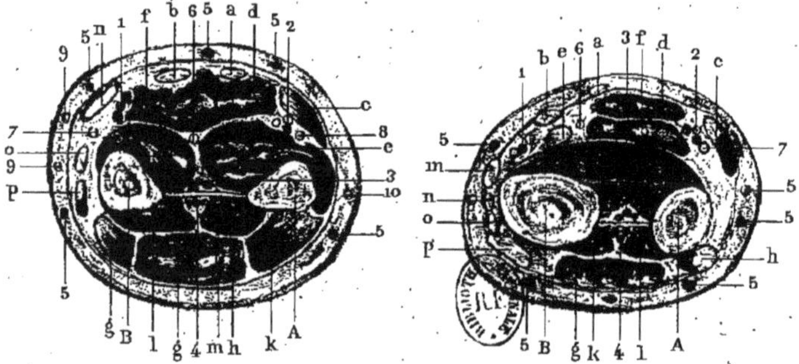

Dessiné d'après nature par J. Sarazin

Préparé par Paulet V. Mercier chromolith.

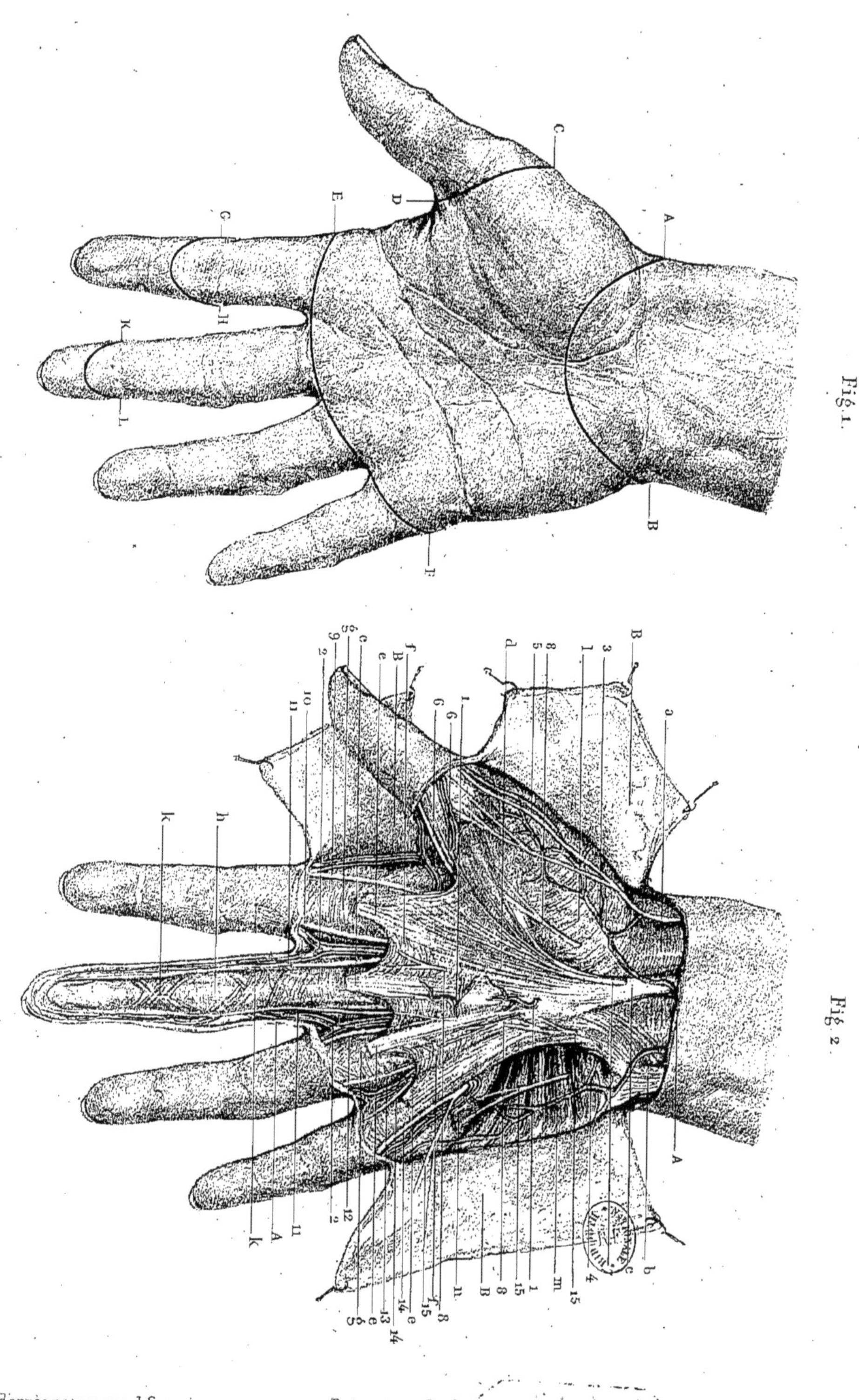

siné d'après nature par J. Sarazin.

Préparé par Paulet.

V. Mercier chromolith.

Imp. Lemercier & Cie Paris.

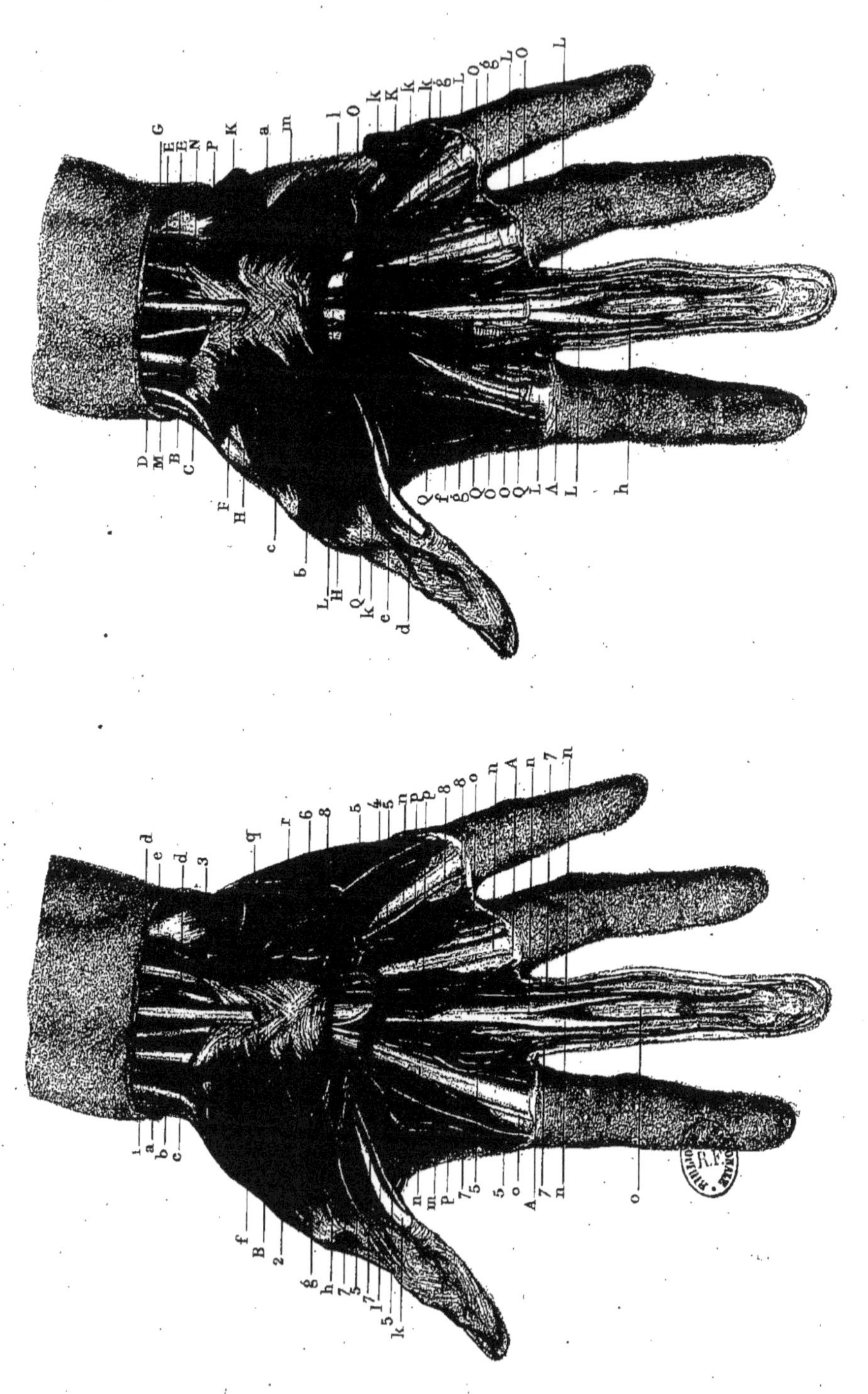

Dessiné d'après nature par J. Sarazin. Préparé par Paulet. V. Mercier Chromolith.

Impr. Lemercier & C.ie Paris

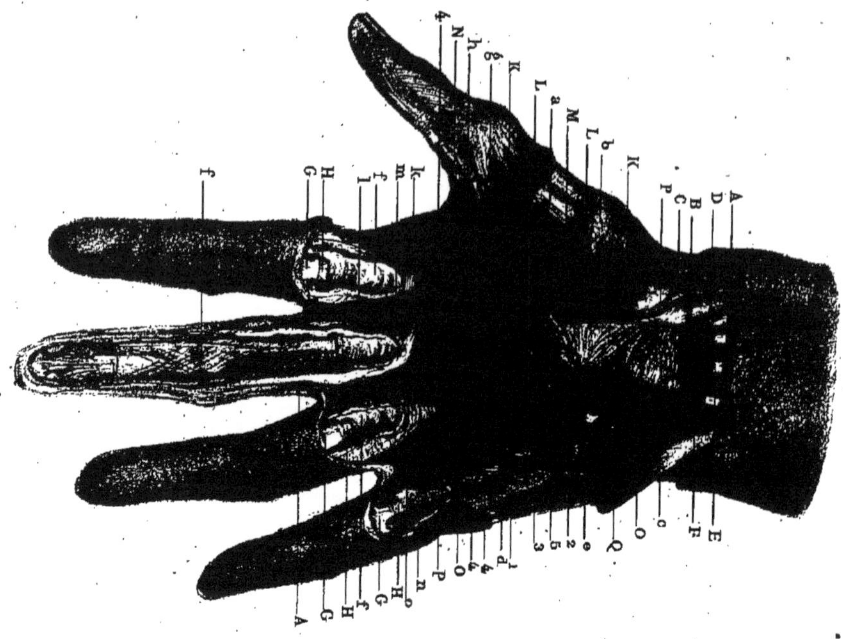

Fig. 1.

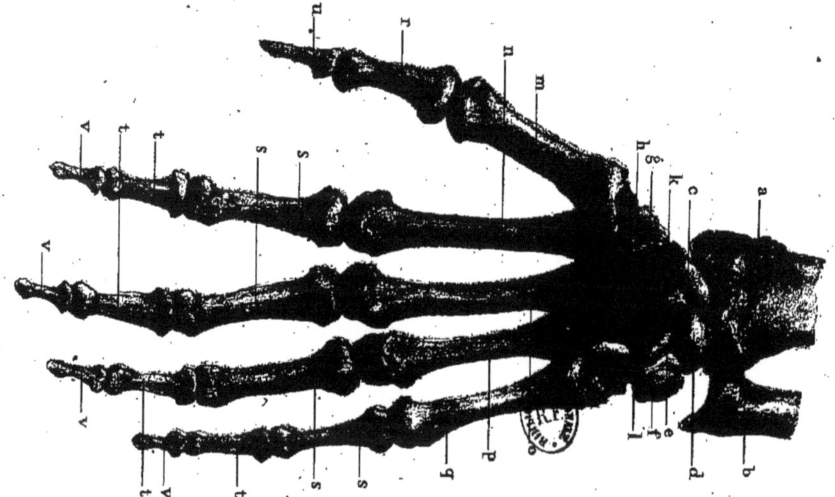

Fig. 2.

Dessiné d'après nature par J. Sarazin.

Préparé par Paulet

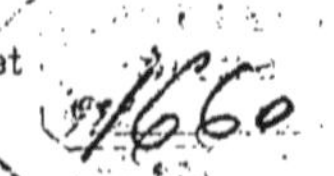

V. Mercier Chromolith.

Fig. 2.

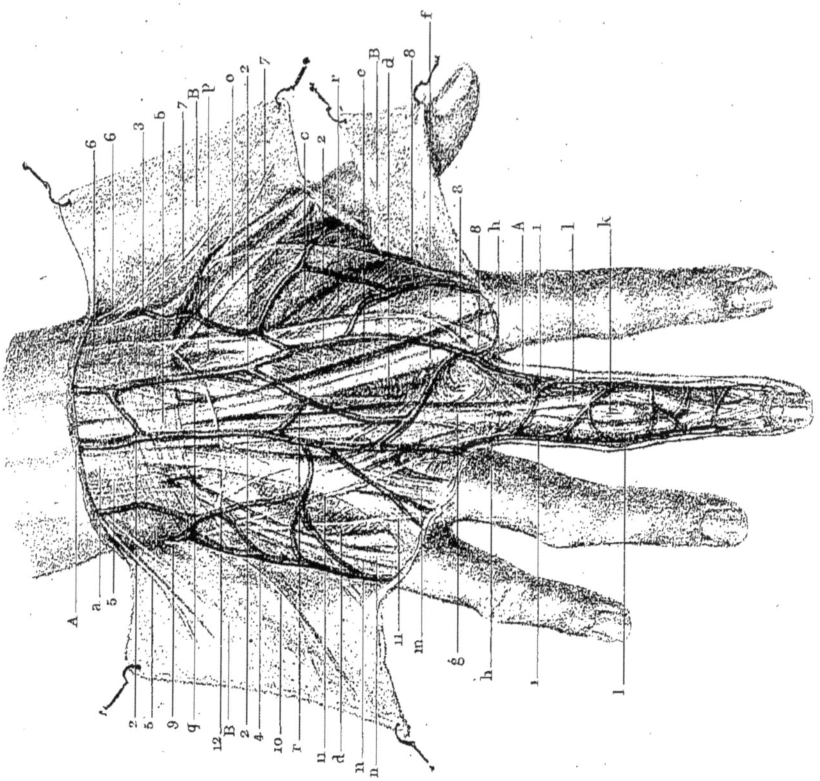

Fig. 1.

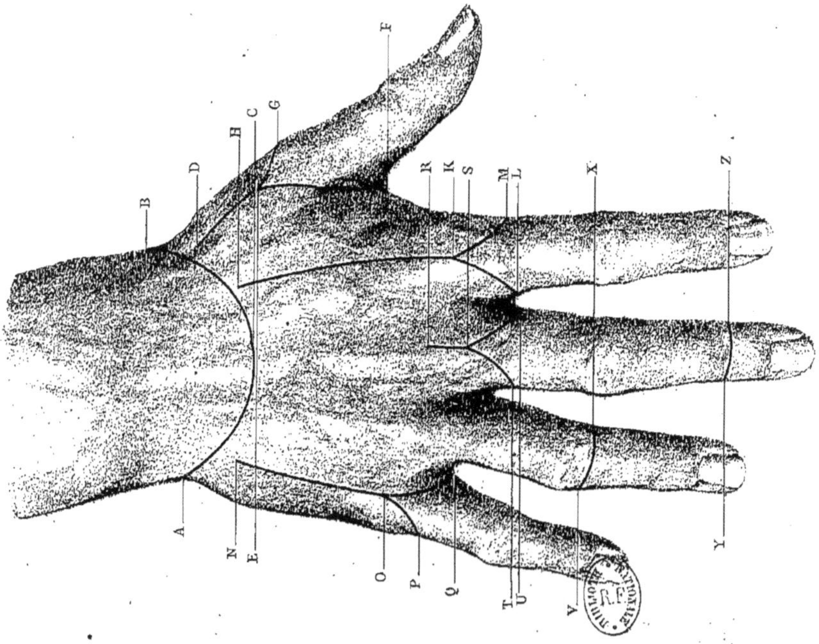

ssiné d'après nature par J.Sarazin. Préparé par Paulet. V.Mercier Chromolith.

Fig. 1.

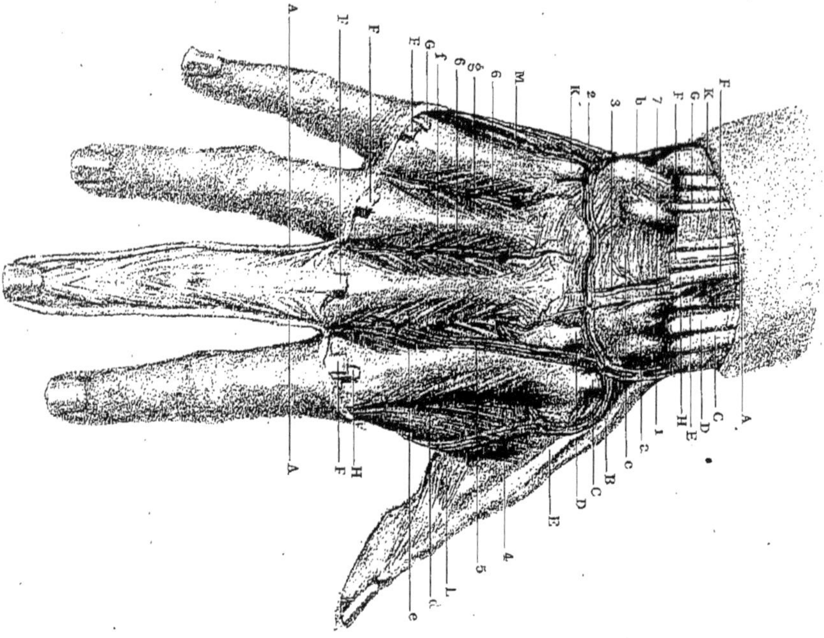

Fig. 2.

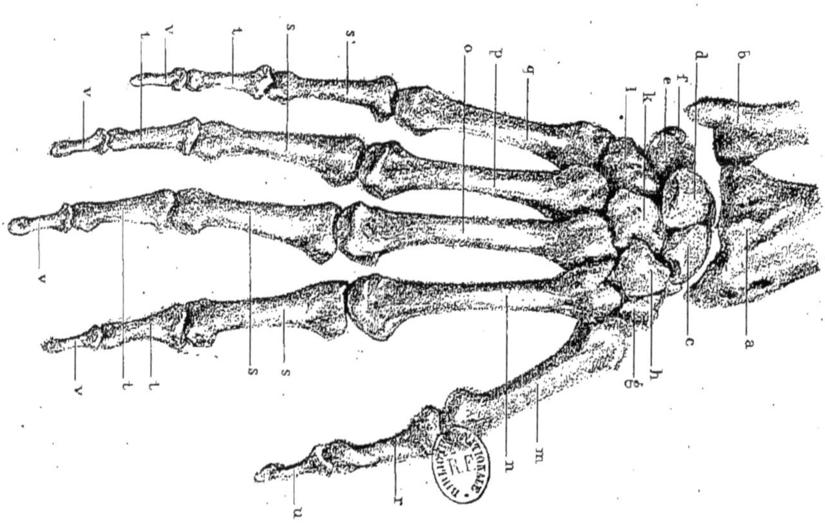

siné d'après nature par J. Sarazin

Préparé par Paulet

Imp. Lemercier & Cie Paris.

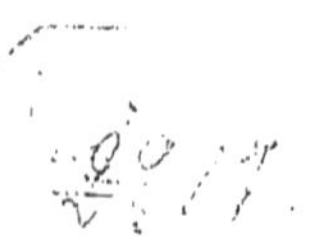

V. Mercier Chromolith.

Fig. 1.

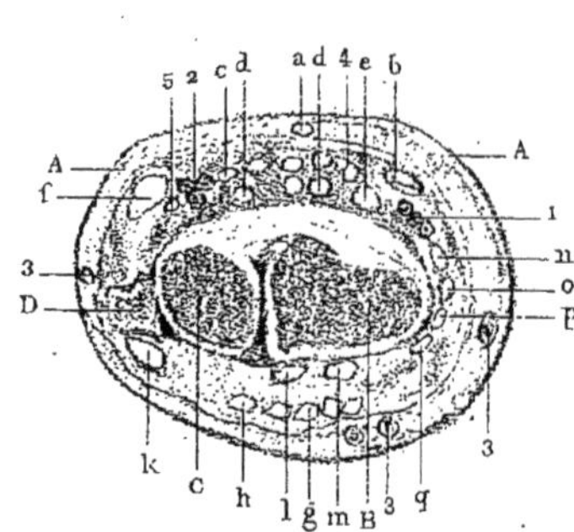

Fig. 2.

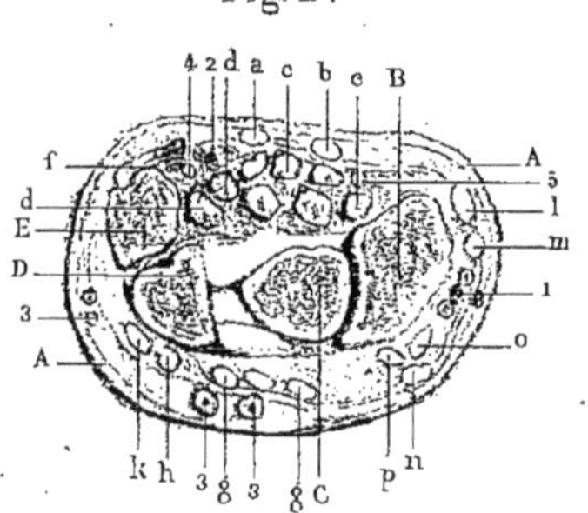

Fig. 3.

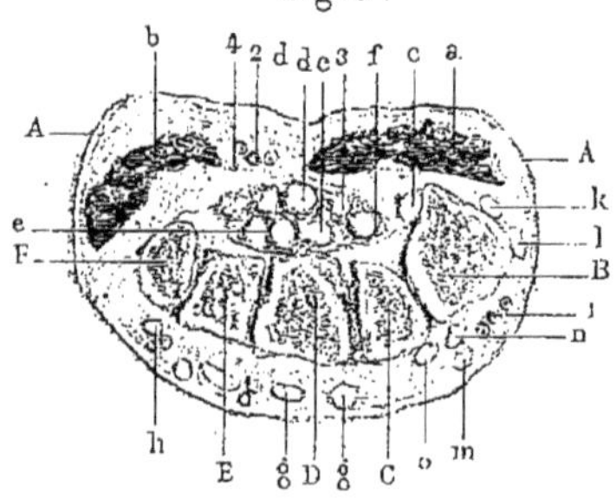

Fig. 4.

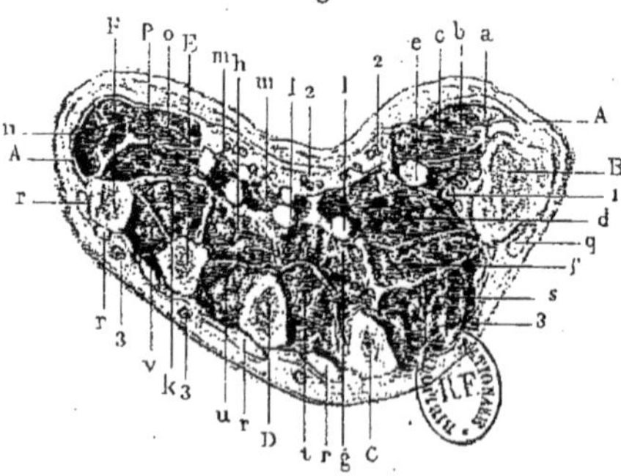

Dessiné d'après nature par J. Sarazin Préparé par Paulet V. Mercier Chromolith.

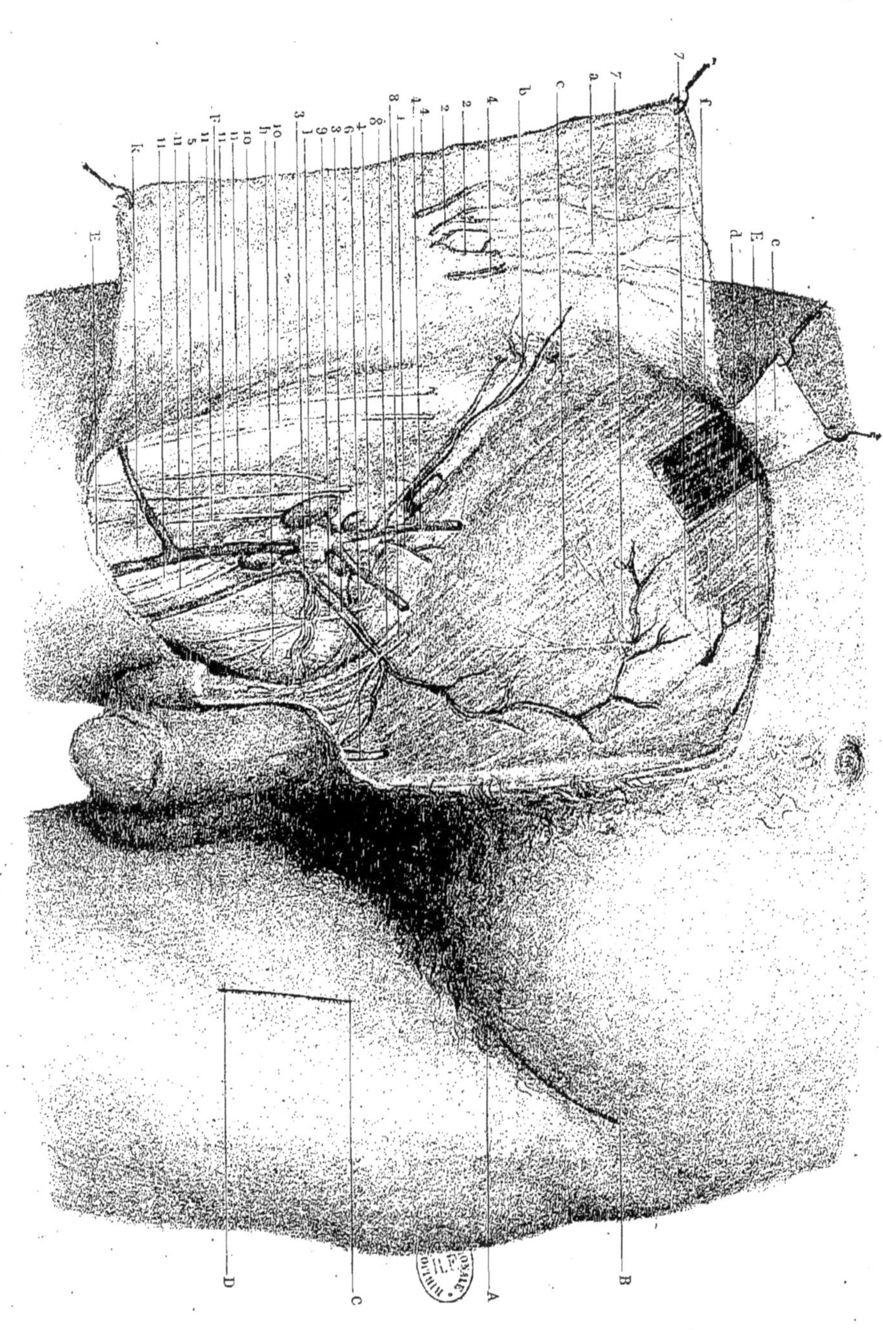

Dessiné d'après nature par J. Sarazin. Préparé par Paulet. V. Mercier Chromolith.

Imp. Lemercier & Cie Paris.

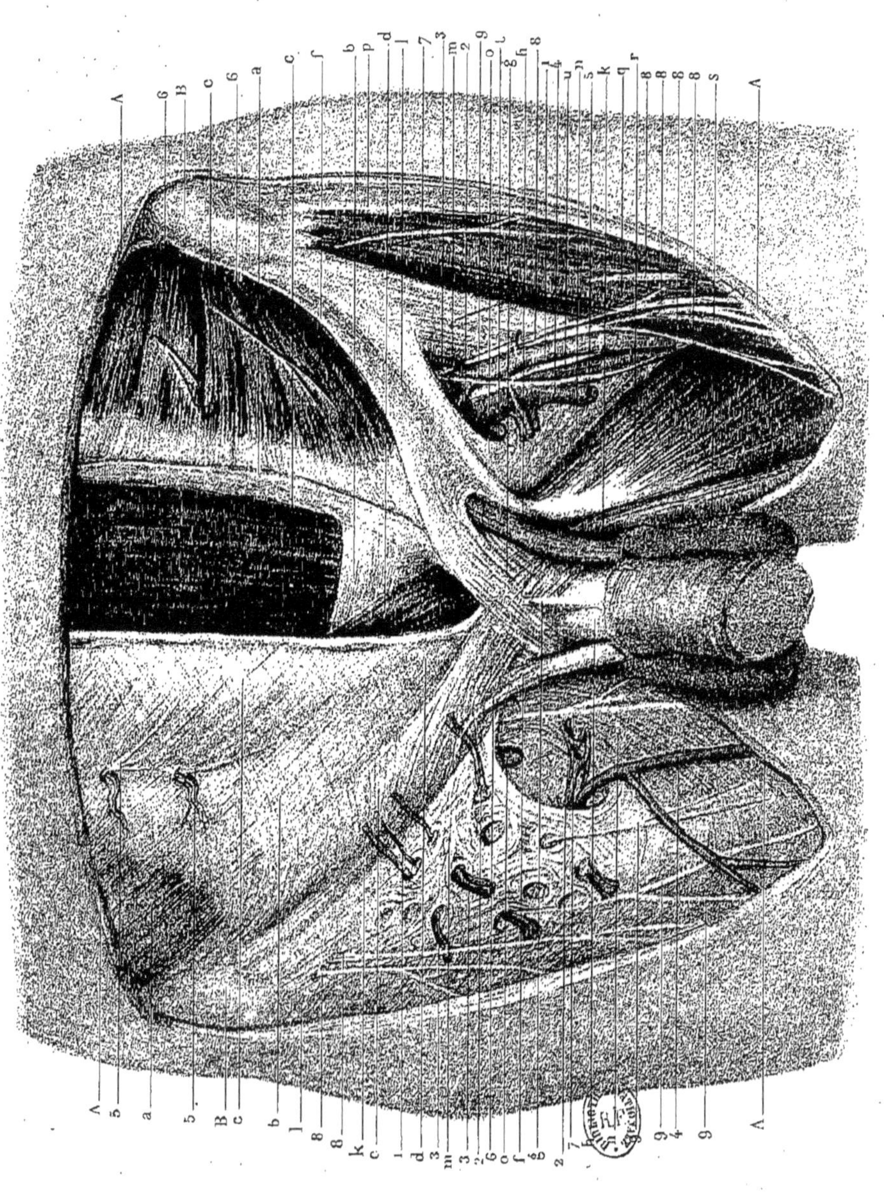

Dessiné d'après nature par J. Sarazin. Préparé par Paulet. V Mercier Chromolith

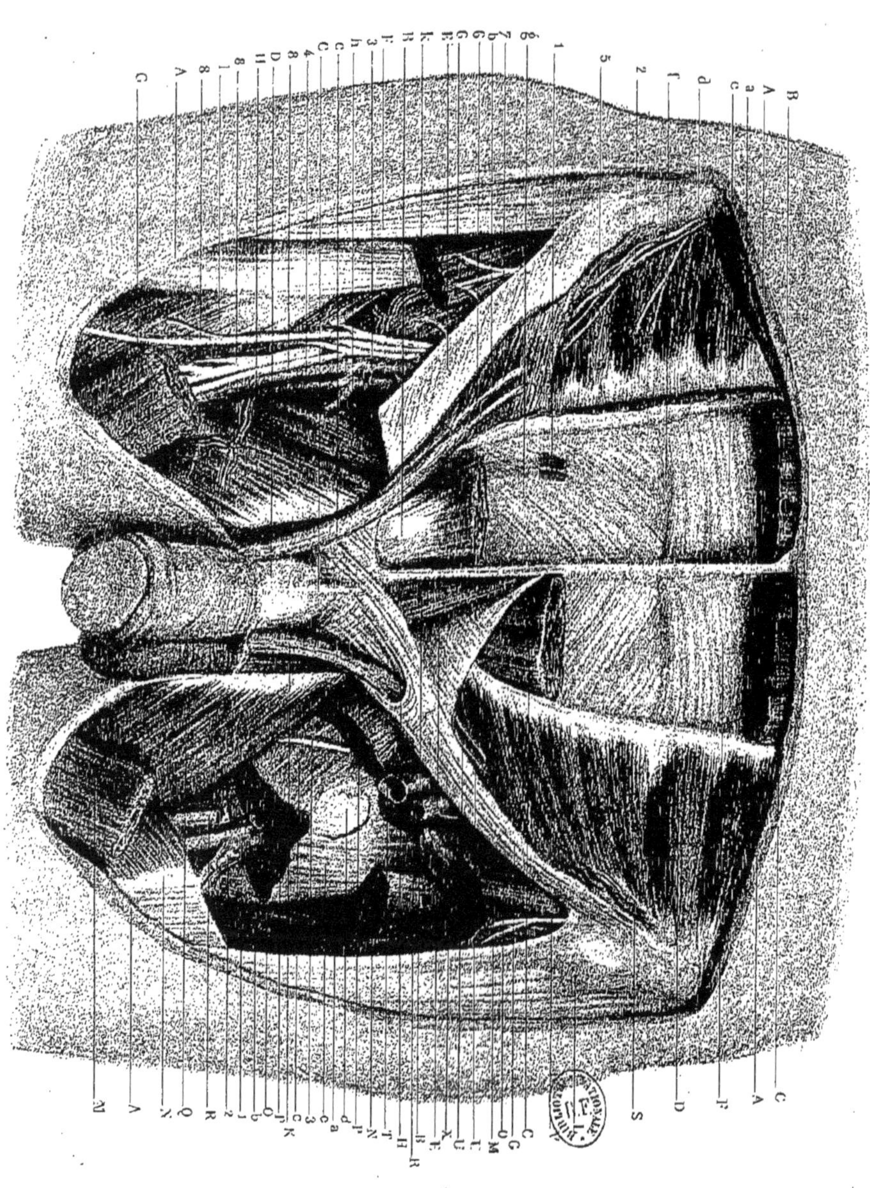

'essiné d'après nature par J. Sarazin.

Préparé par Paulet

V Mercier Chromolith.

Imp. Lemercier & Cie Paris

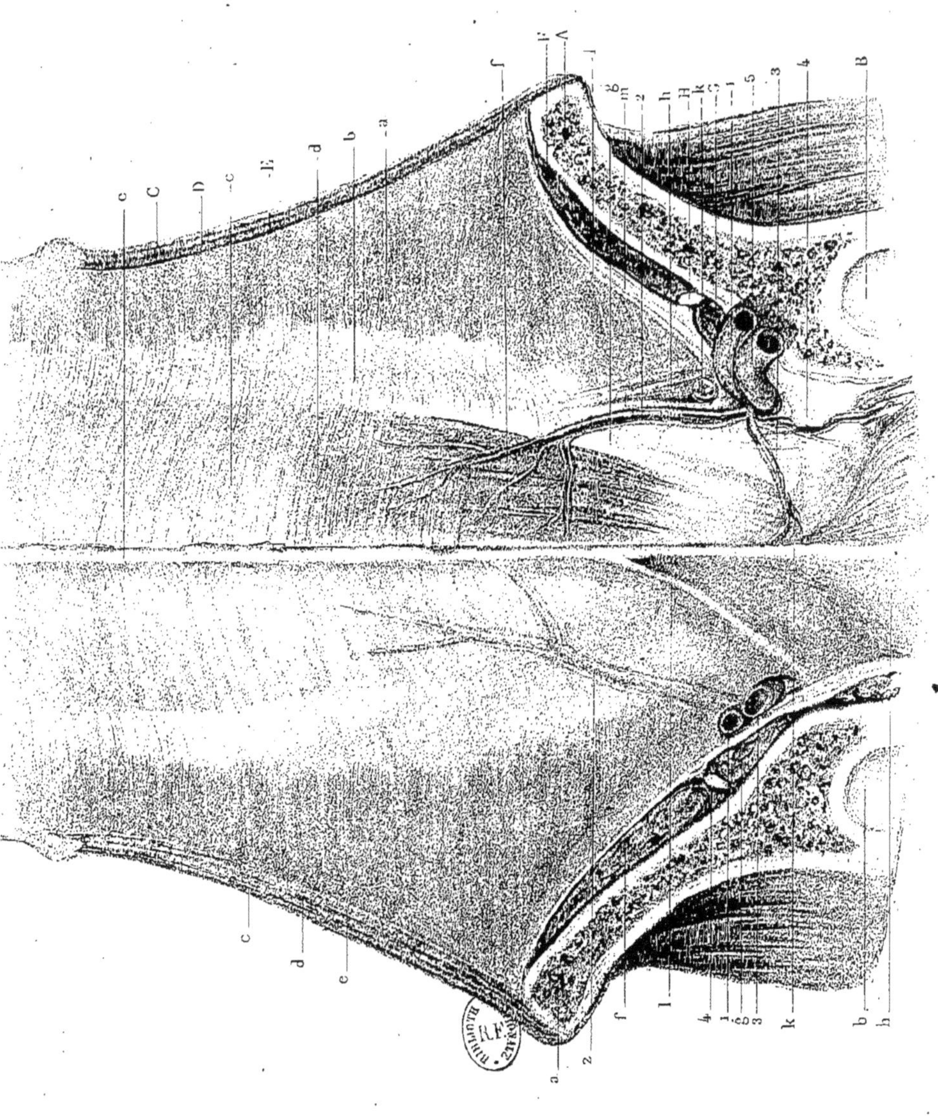

Dessiné d'après nature par J. Sarazin.

Préparé par Paulet

V. Mercier Chromolith

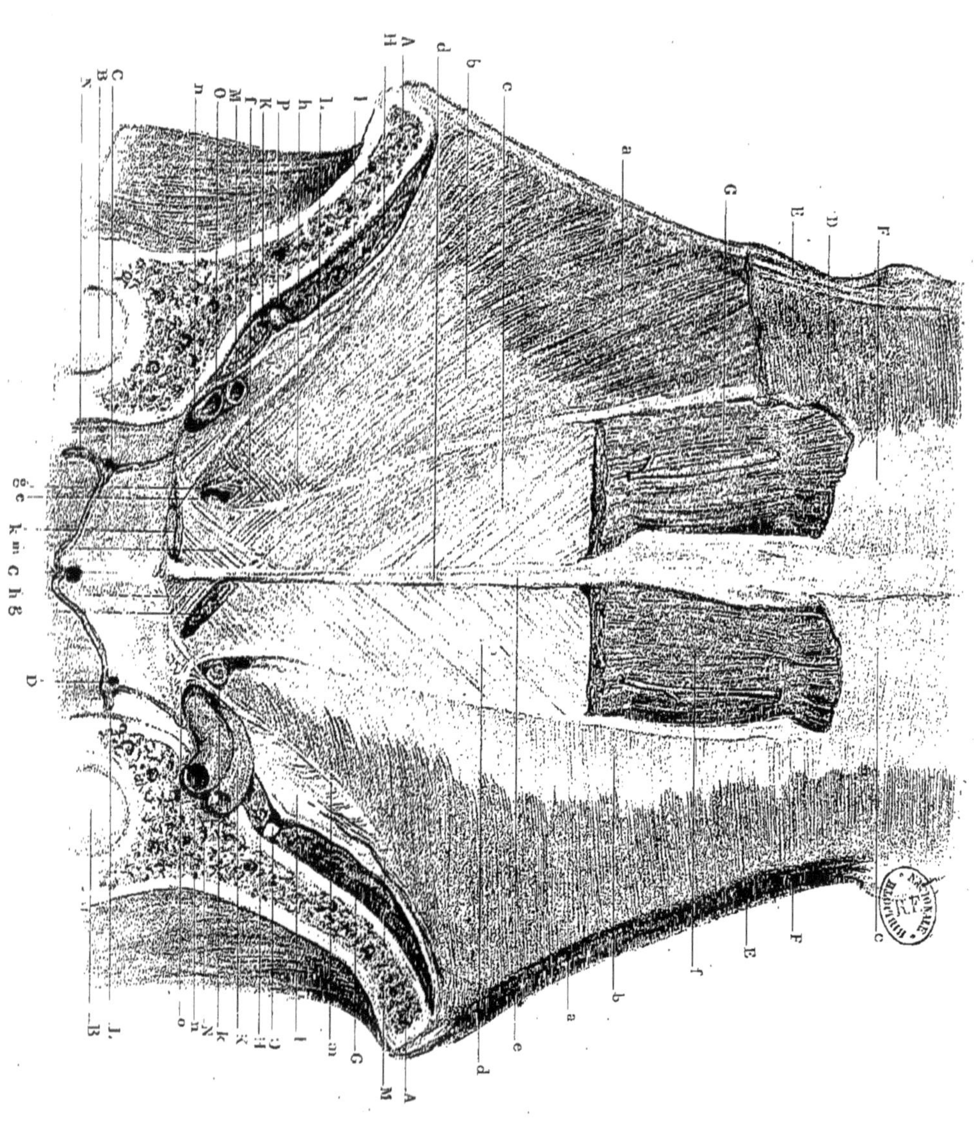

Dessiné d'après nature par J. Sarazin

Préparé par Paulet

V. Mercier Chromolith

Imp. Lemercier & Cie Paris

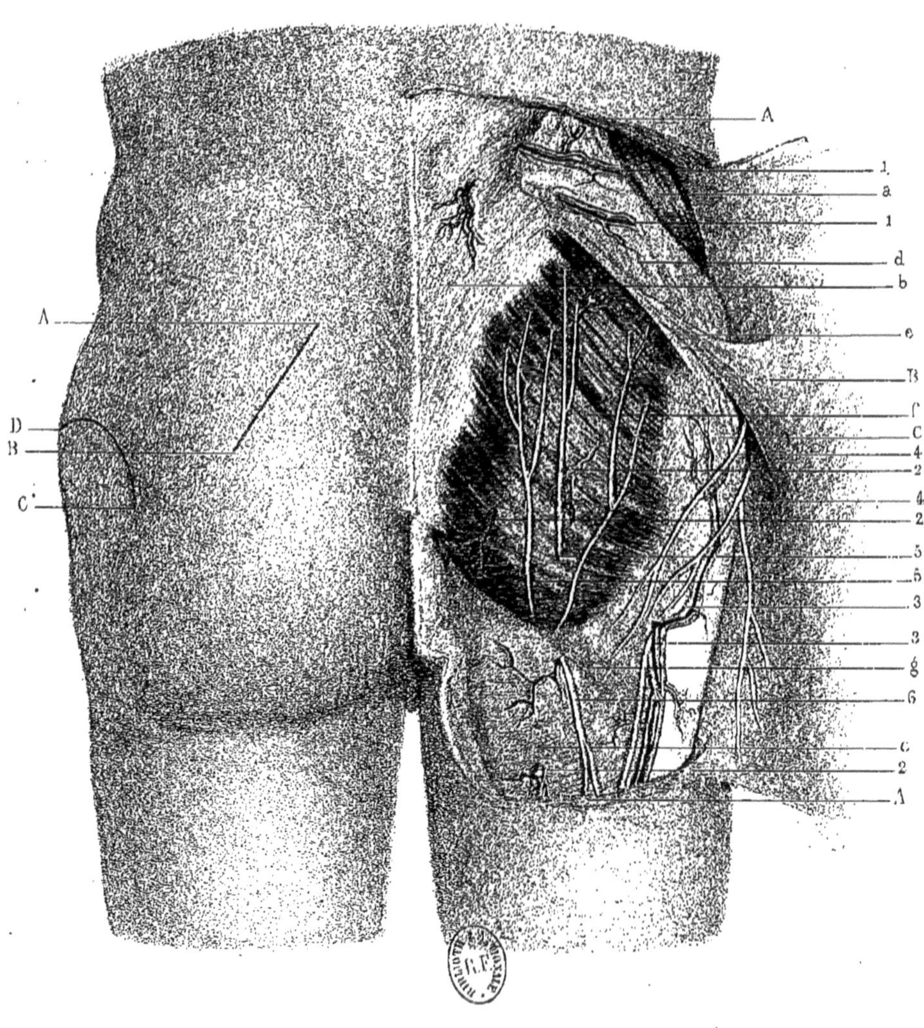

Dessiné d'après nature par J. Sarazin.

Préparé par Paulet

V. Mercier Chromolith.

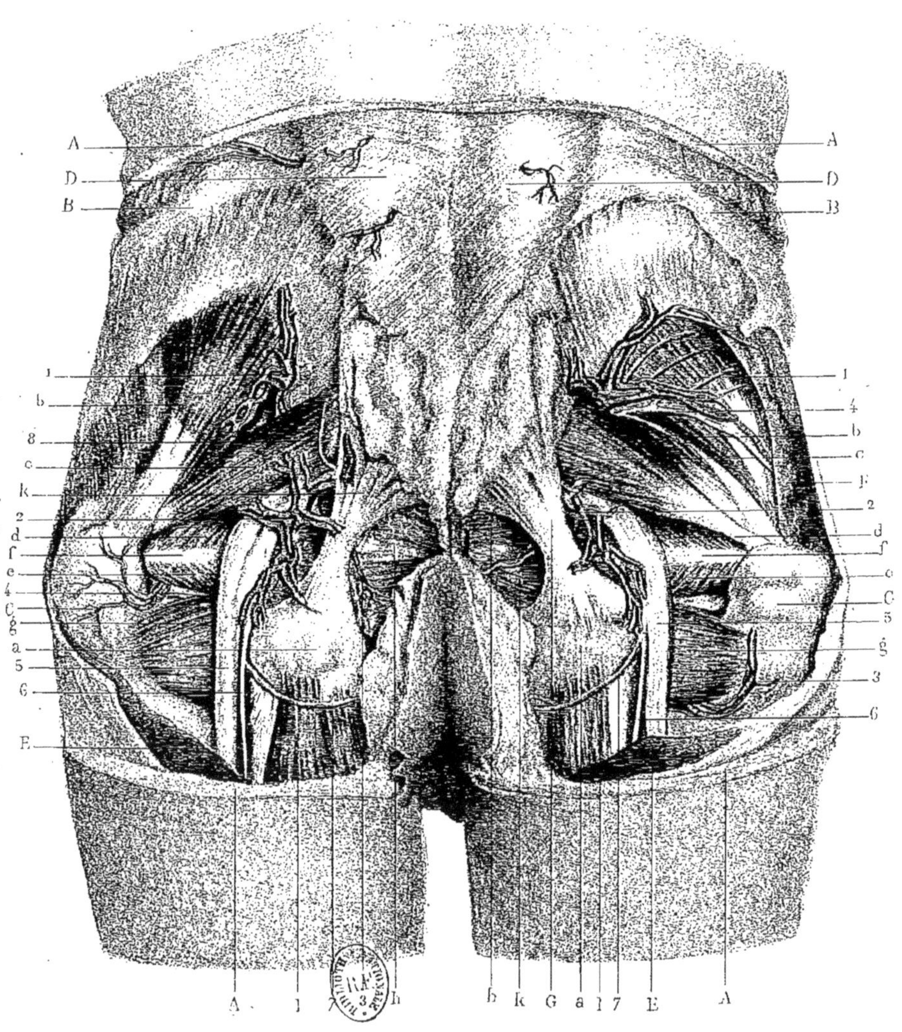

Dessiné d'après nature par J. Sarazin

Préparé par Paulet.

V Mercier Chromolith.

Imp. Lemercier & Cie Paris

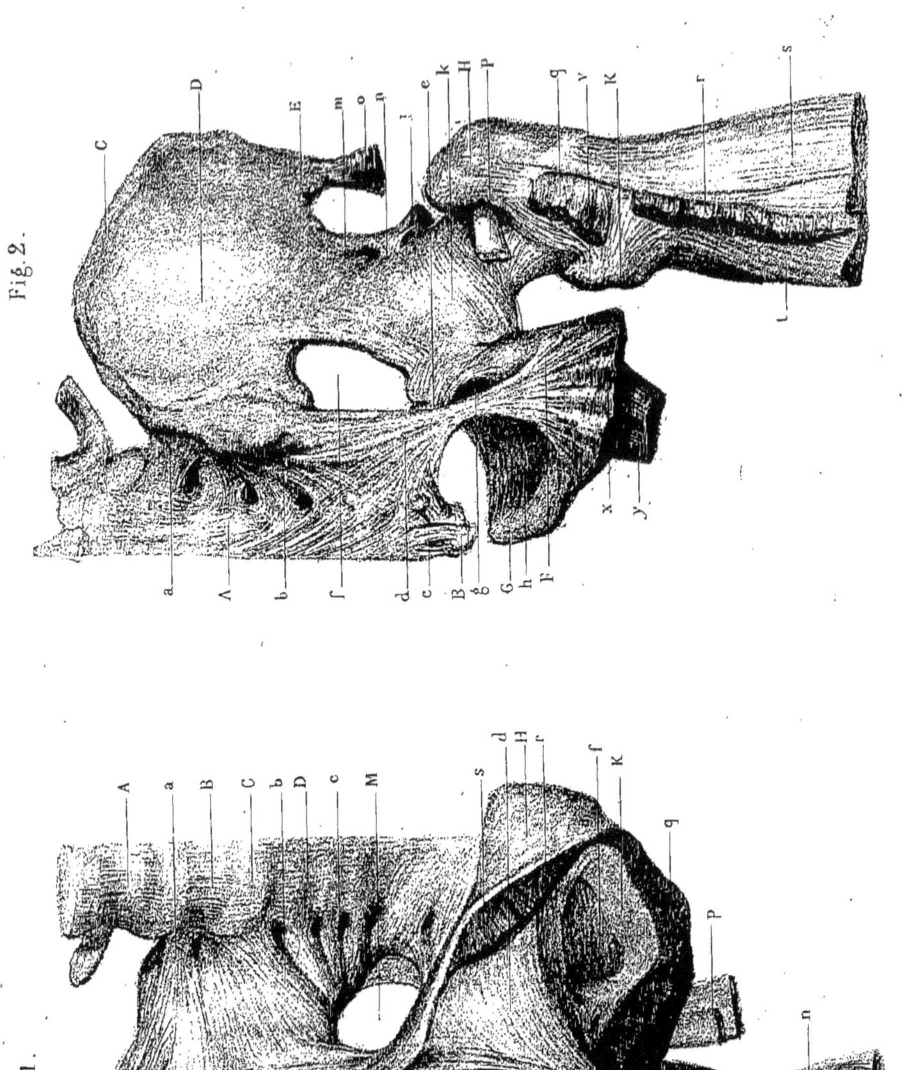

Dessiné d'après nature par J. Sarazin. Préparé par Paulet. V. Mercier Chromolith.

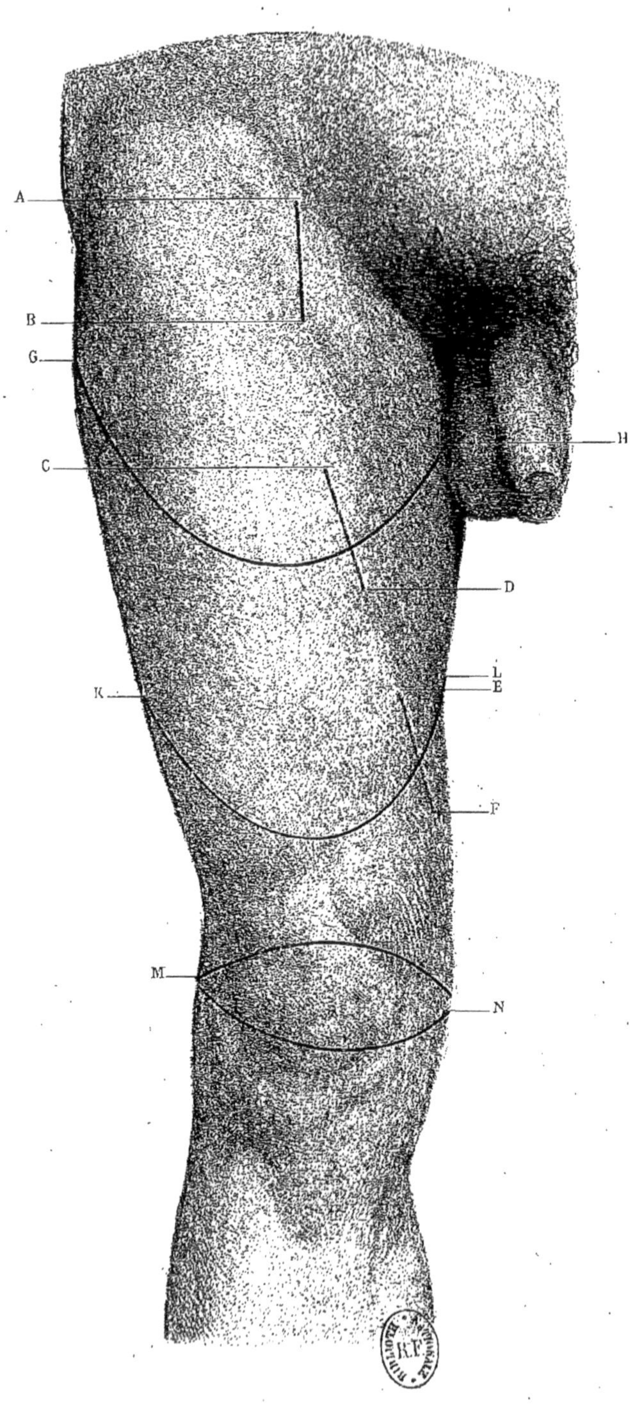

Dessiné d'après nature par J. Sarazin.

Imp. Lemercier & Cie Paris.

V. Mercier Chromolith

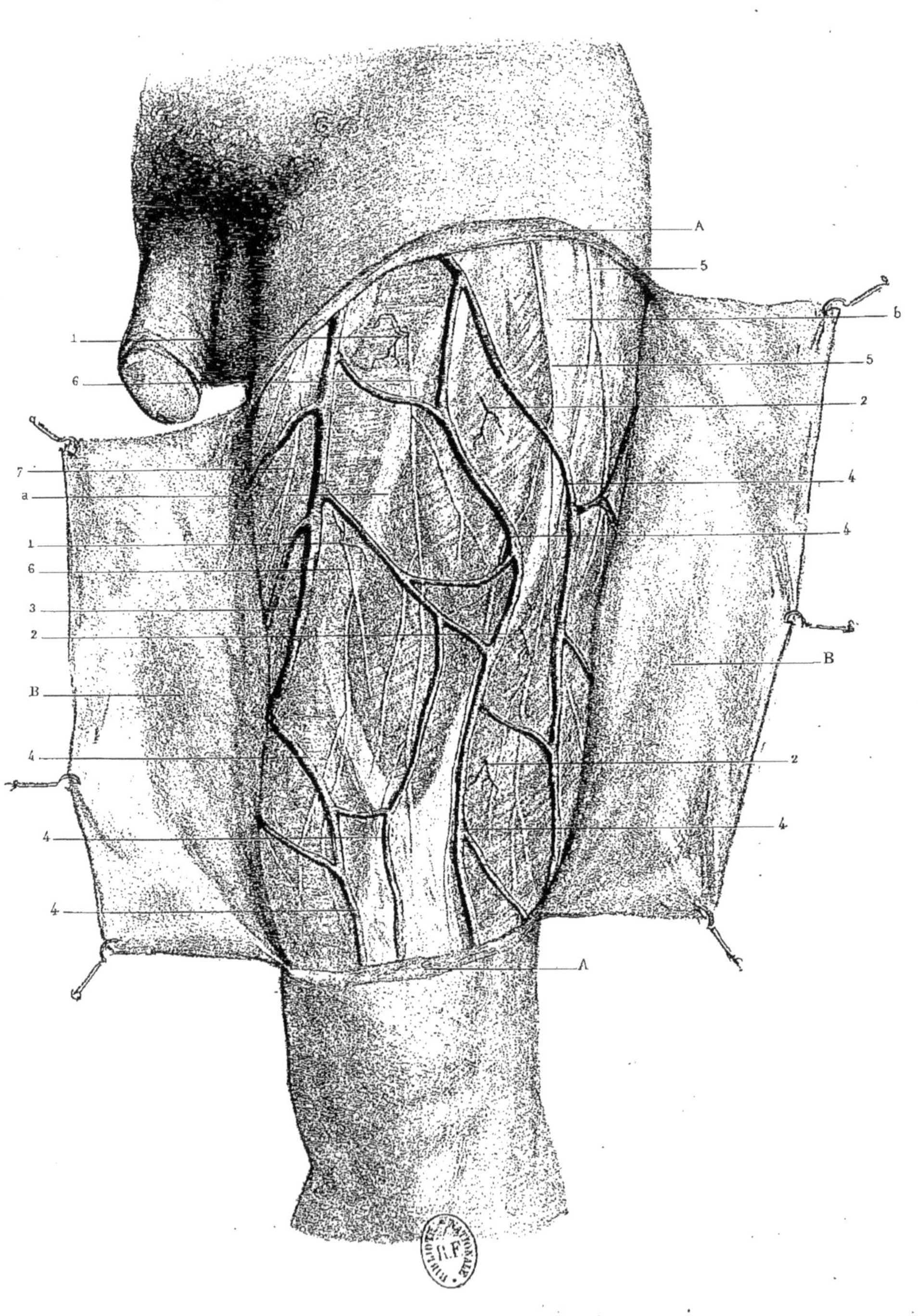

Dessiné d'après nature par J. Sarazin — Préparé par Sarazin — V Mercier Chromolith.

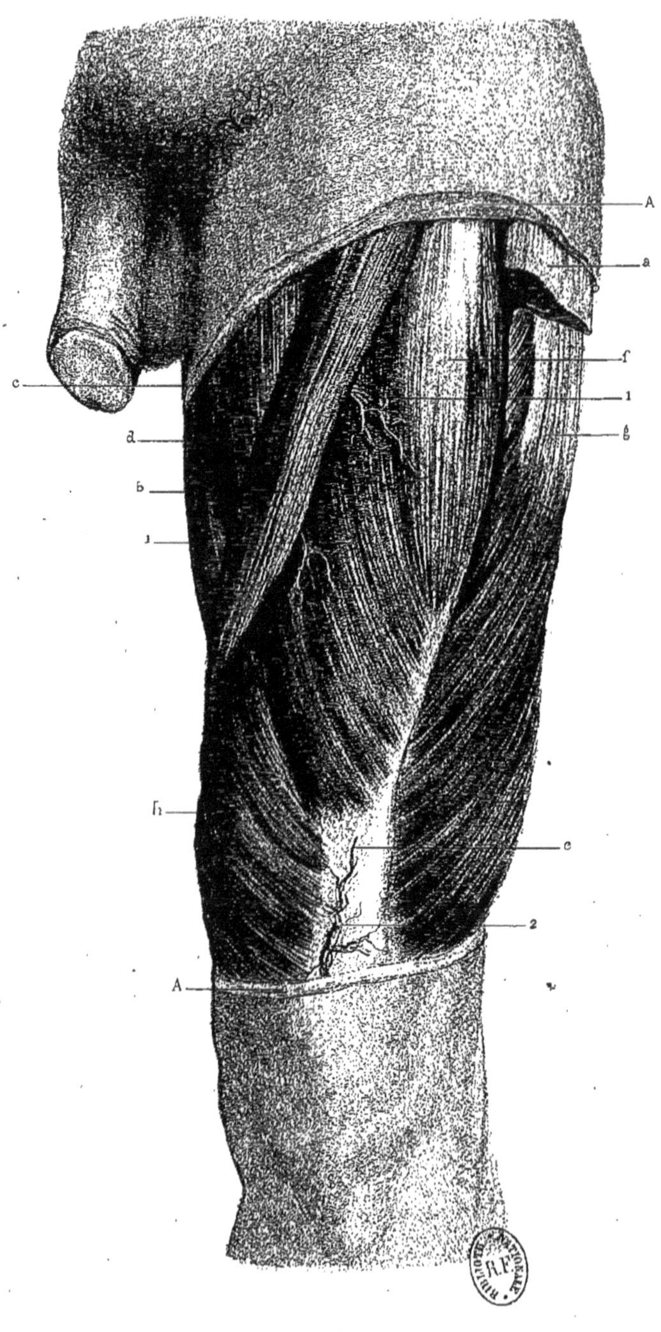

Dessiné d'après nature par J. Sarazin.

Préparé par Paulet

V Mercier Chromolith

Imp. Lemercier & Cie Paris.

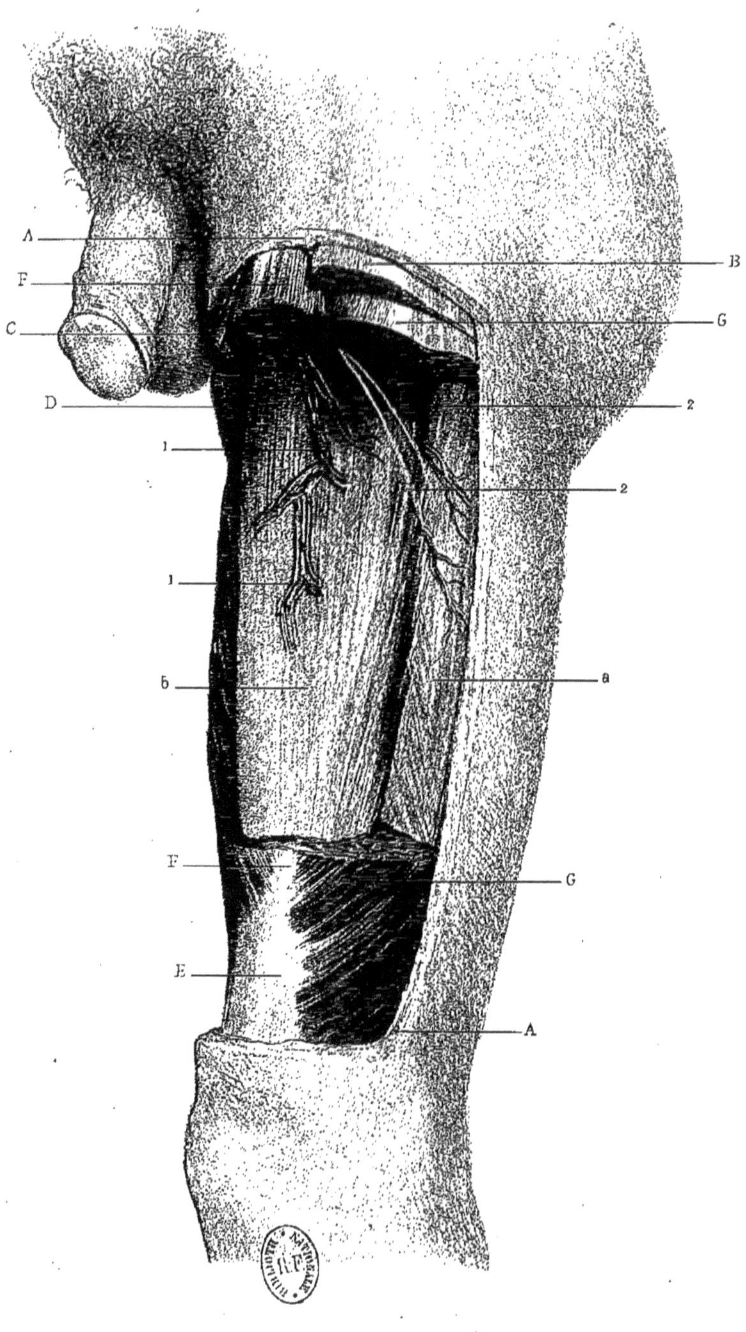

Dessiné d'après nature par J. Sarazin. Préparé par Paulet V. Mercier Chromoth.

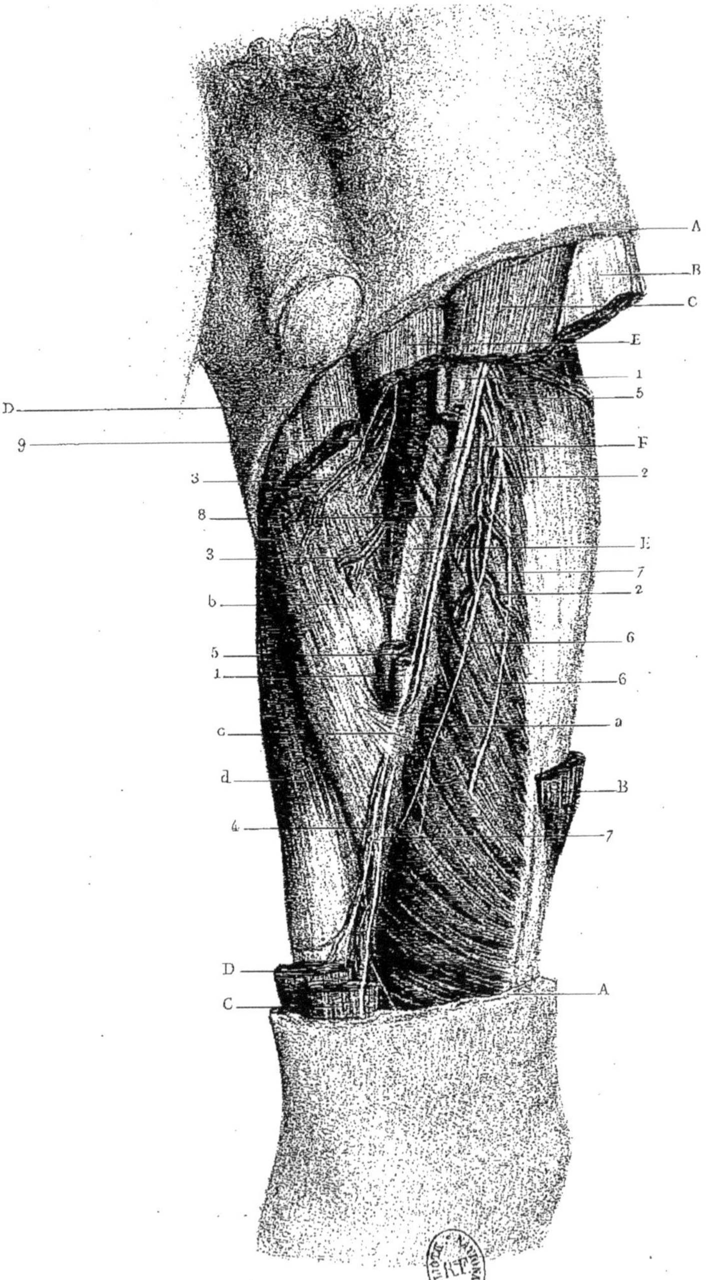

Dessiné d'après nature par J. Sarazin — Préparé par Paulet — V. Mercier Chromolith.

Imp. Lemercier & Cie Paris.

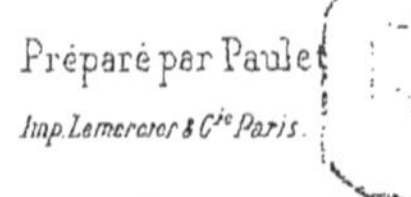

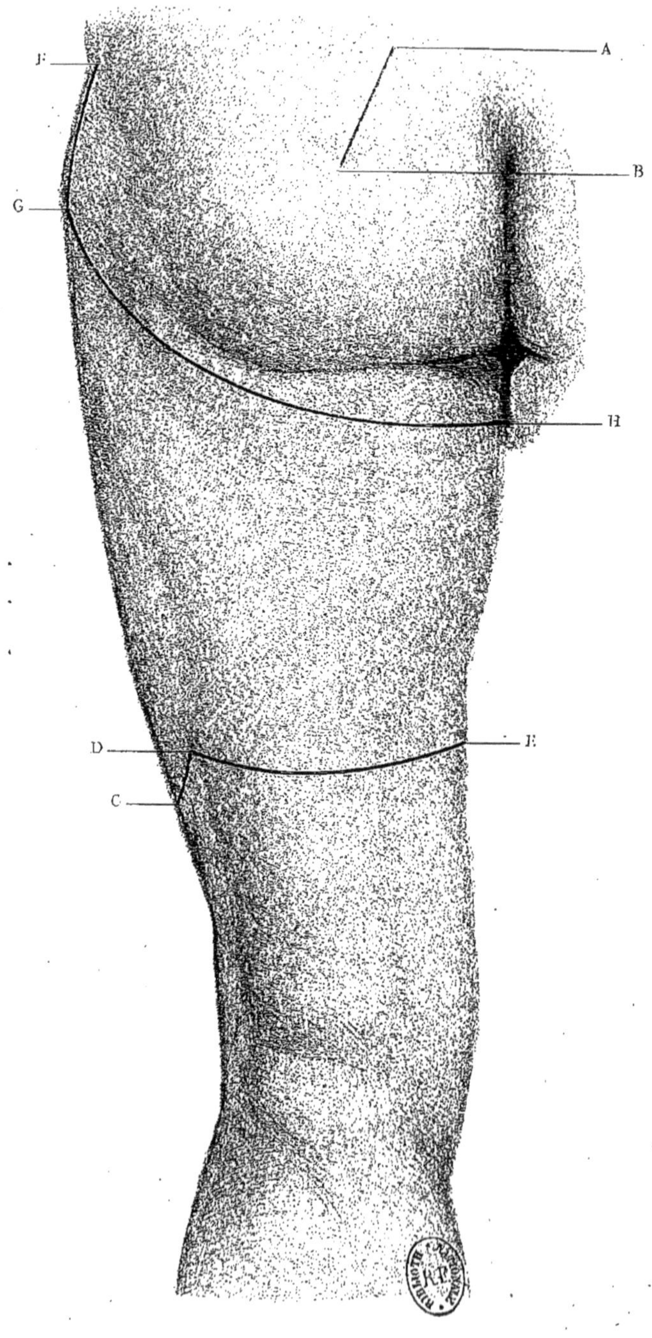

Dessiné d'après nature par J. Sarazin. Imp. Lemercier & Cie Paris V. Mercier Chromolith

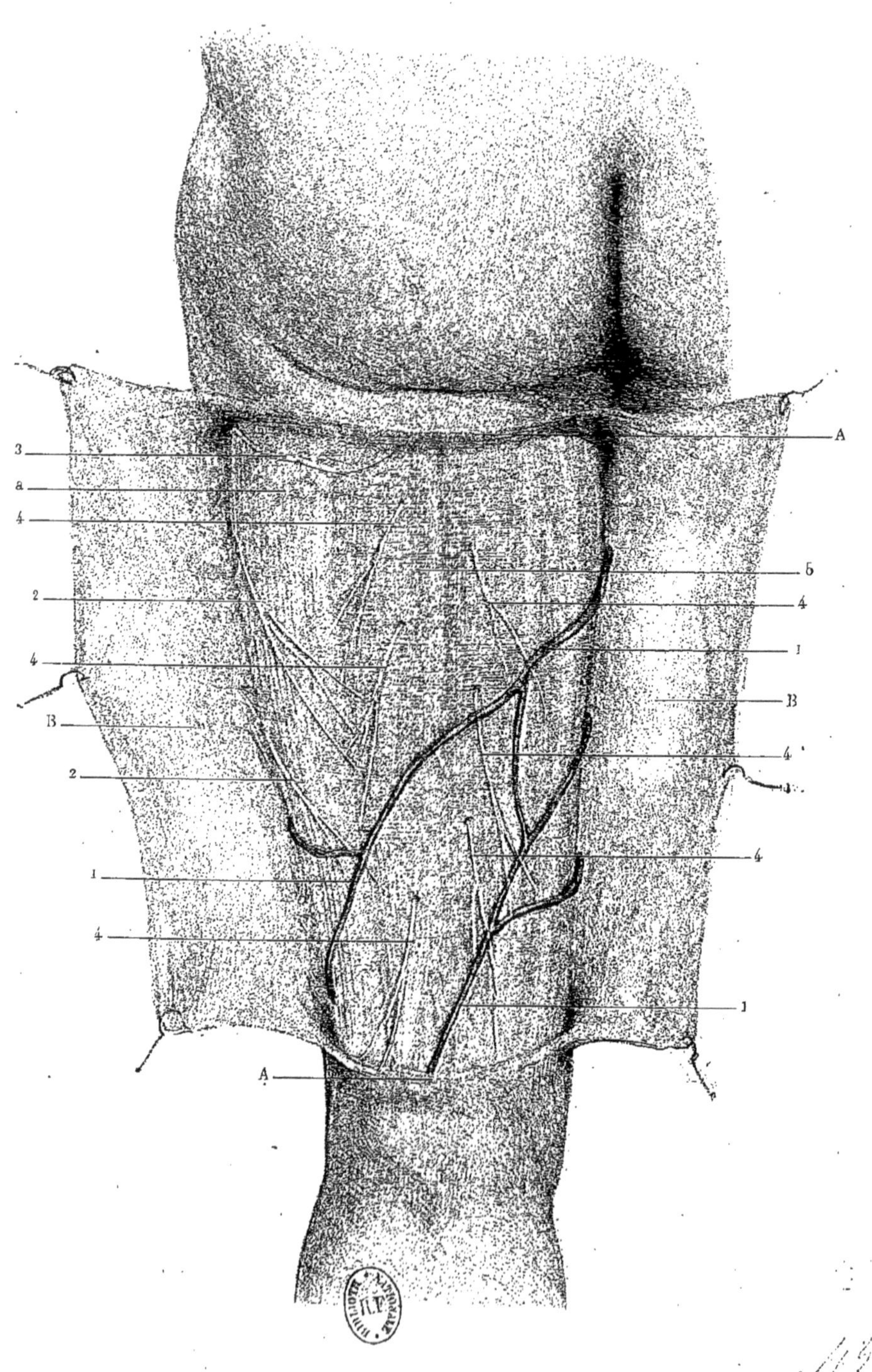

Dessiné d'après nature par J. Sarazin. Préparé par J. Sarazin. V. Mercier Chromolith.

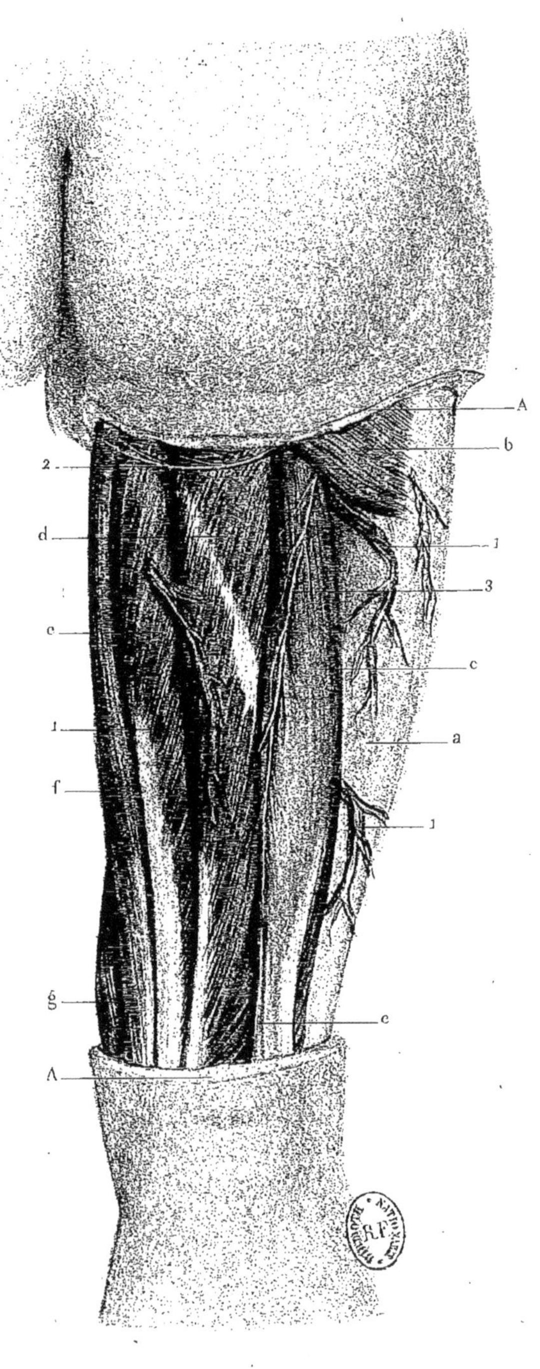

Dessiné d'après nature par J. Sarazin. Préparé par Paulet. V. Mercier Chromolith.

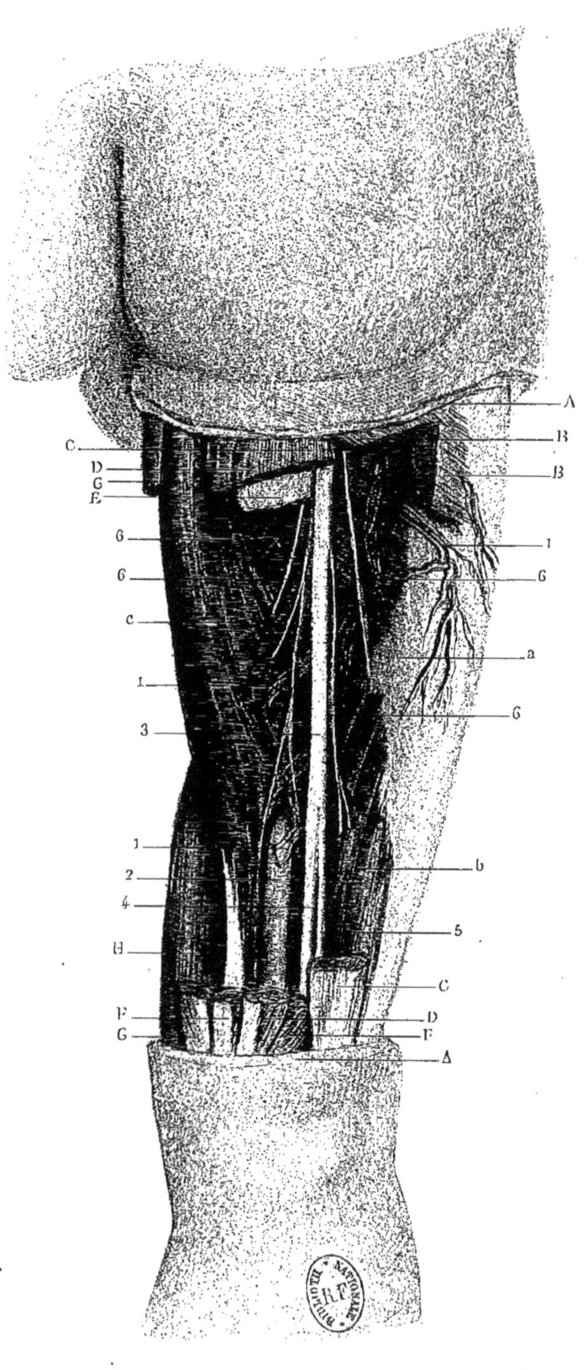

Dessiné d'après nature par J. Sarazin   Préparé par Paulet   V. Mercier Chromolith

Imp. Lemercier & Cie Paris.

Fig. 1.

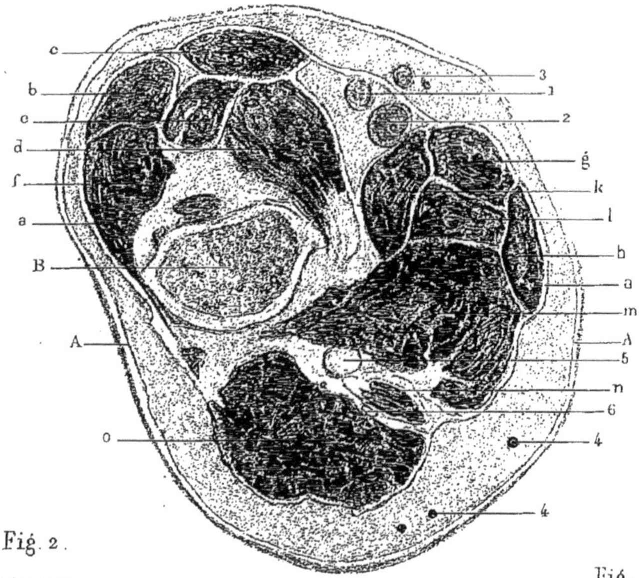

Fig. 2.

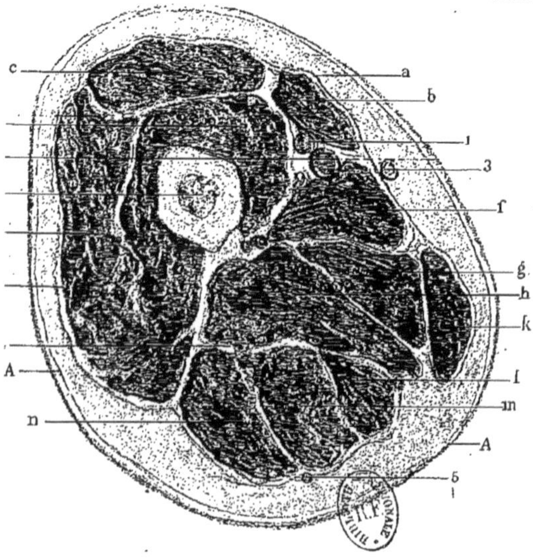

Fig. 3.

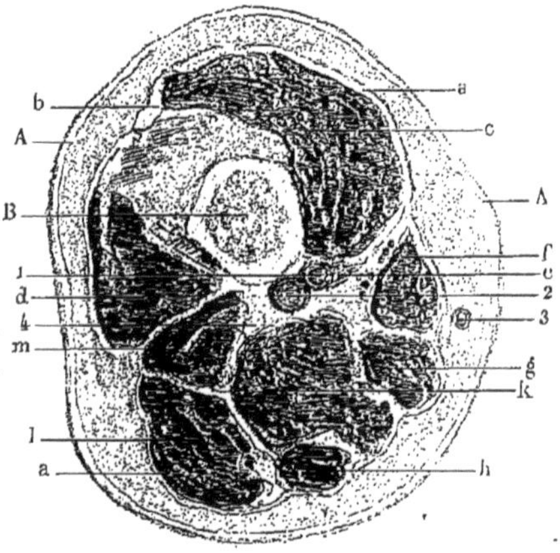

Dessiné d'après nature par Sarazin. Préparé par Paulet. V. Mercier Chromolith.

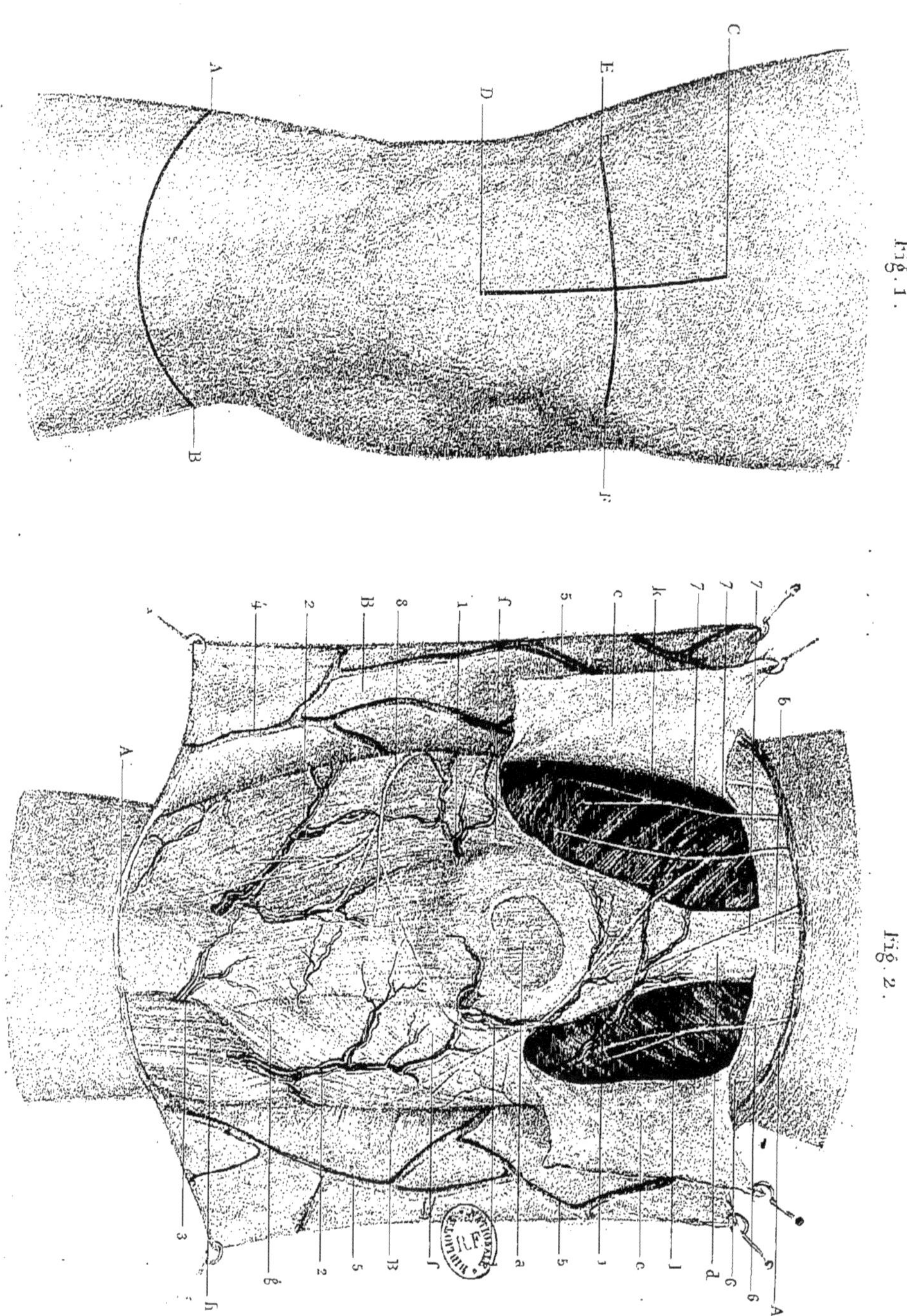

Dessiné d'après nature par J. Sarazin

Préparé par Paulet.

V Mercier Chromolith.

Imp Lemercier & Cie Paris

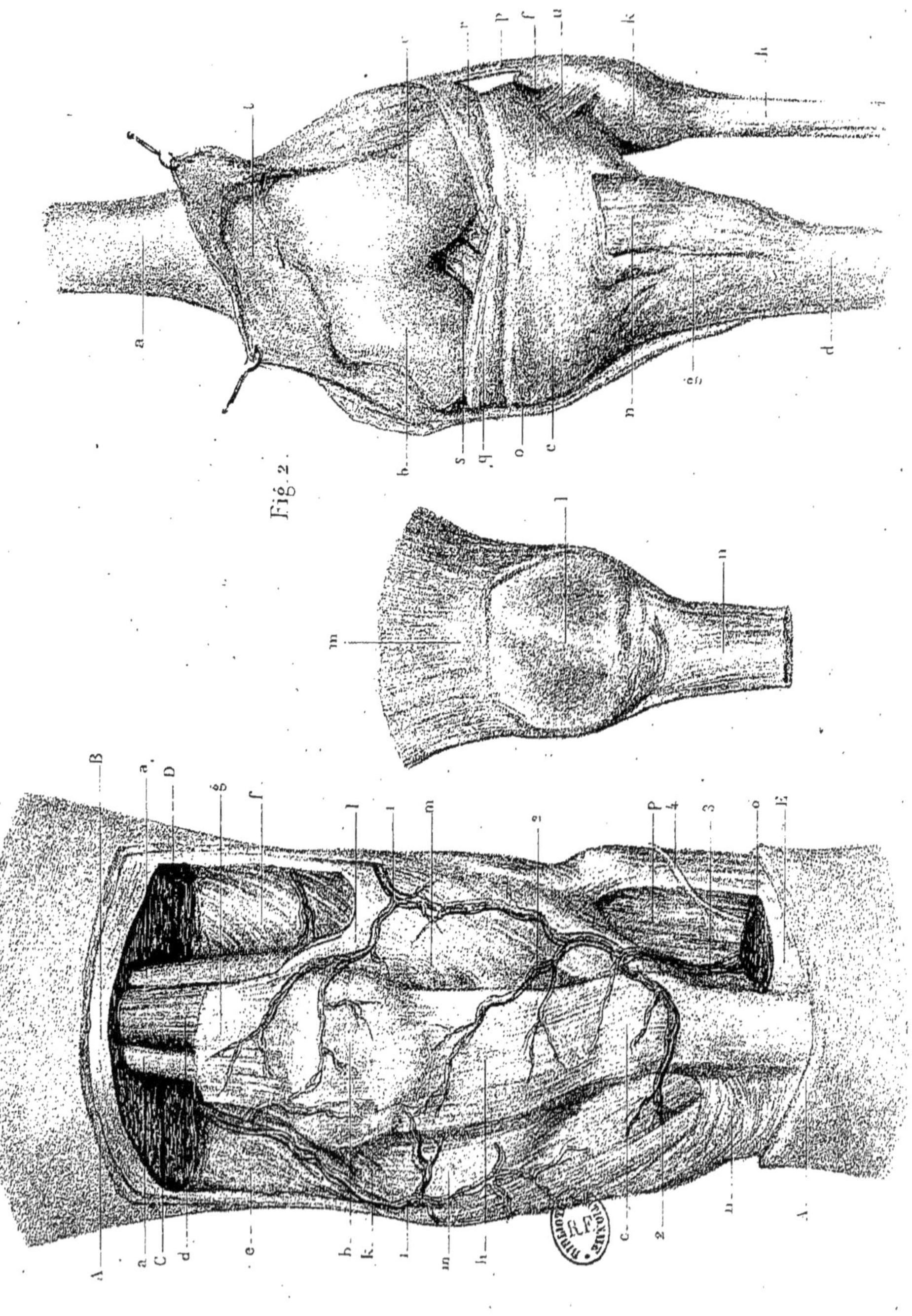

Fig. 1.

Fig. 2.

Dessiné d'après nature par J. Sarazin. Préparé par Paulet V. Mercier Chromolith.

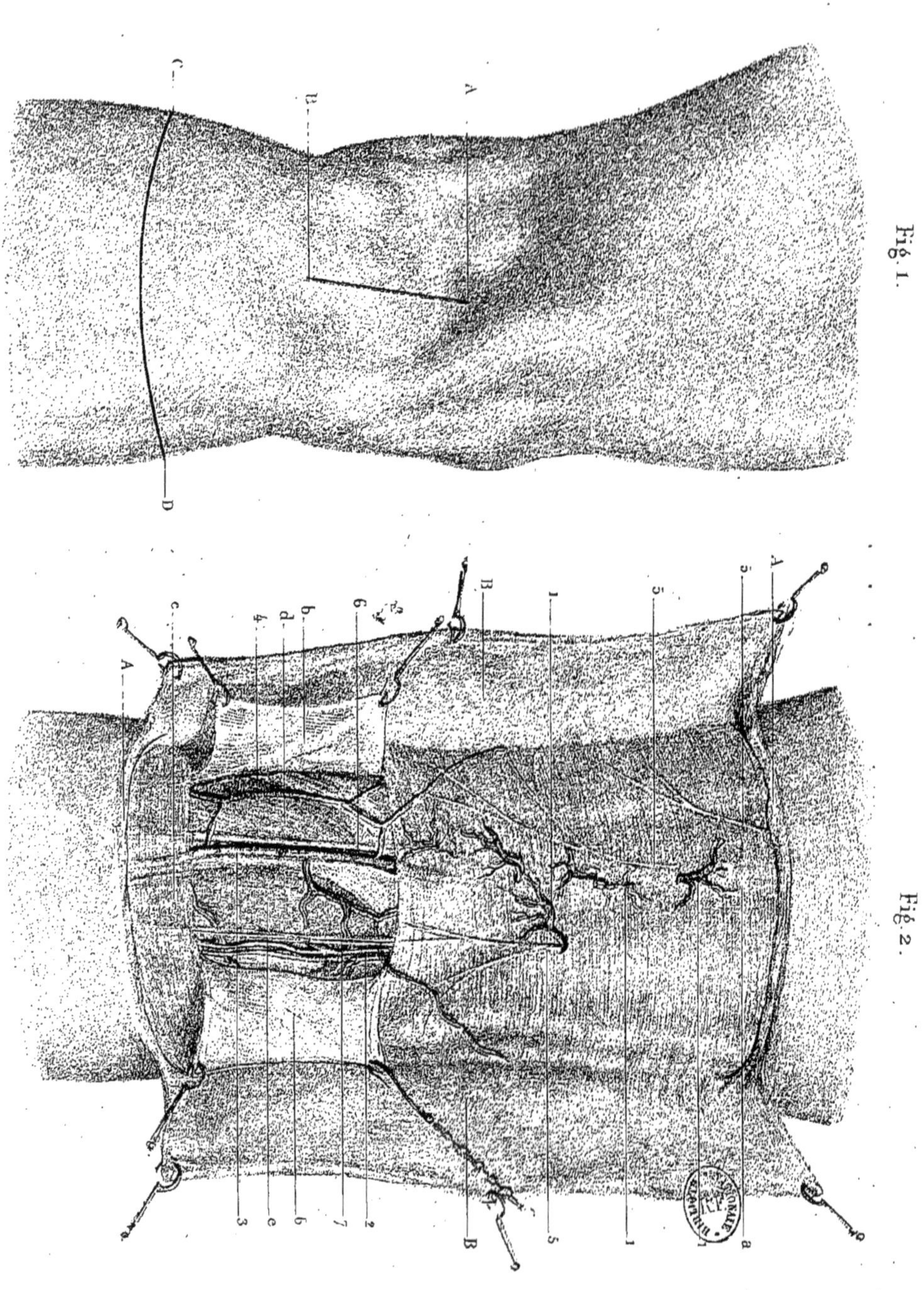

Dessiné d'après nature par J. Sarazin. Préparé par Paulet. V. Mercier Chromolith.

Imp. Lemercier & Cie Paris.

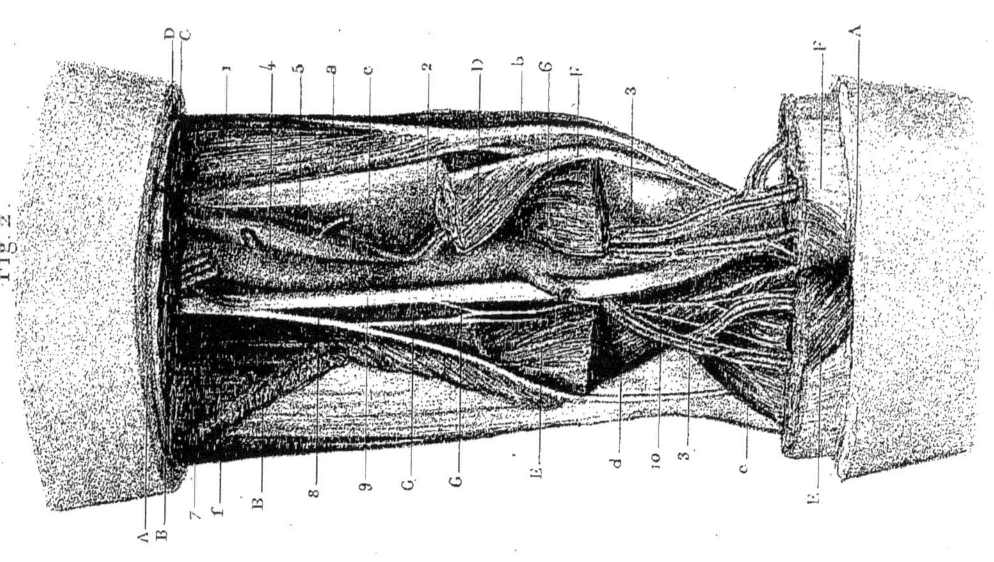

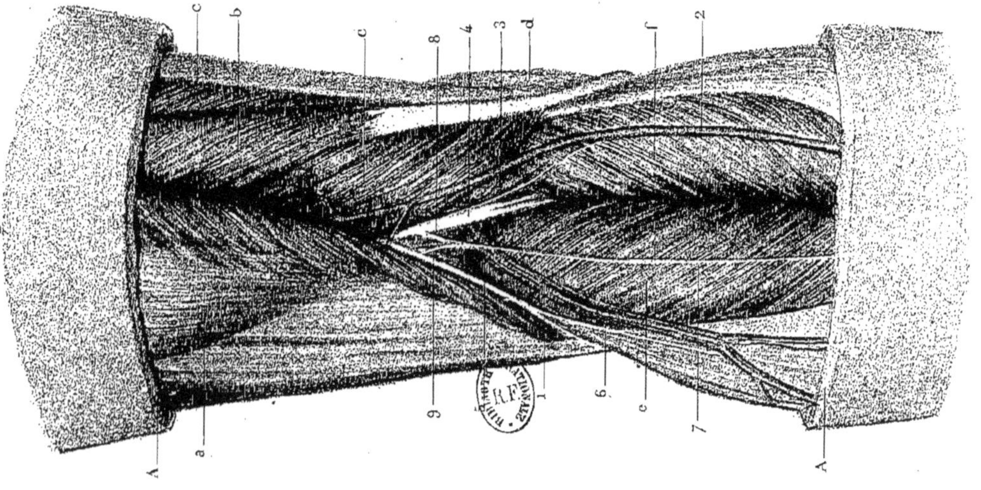

Dessiné d'après nature par J. Sarazin. Préparé par Paulet. V. Mercier Chromolith.

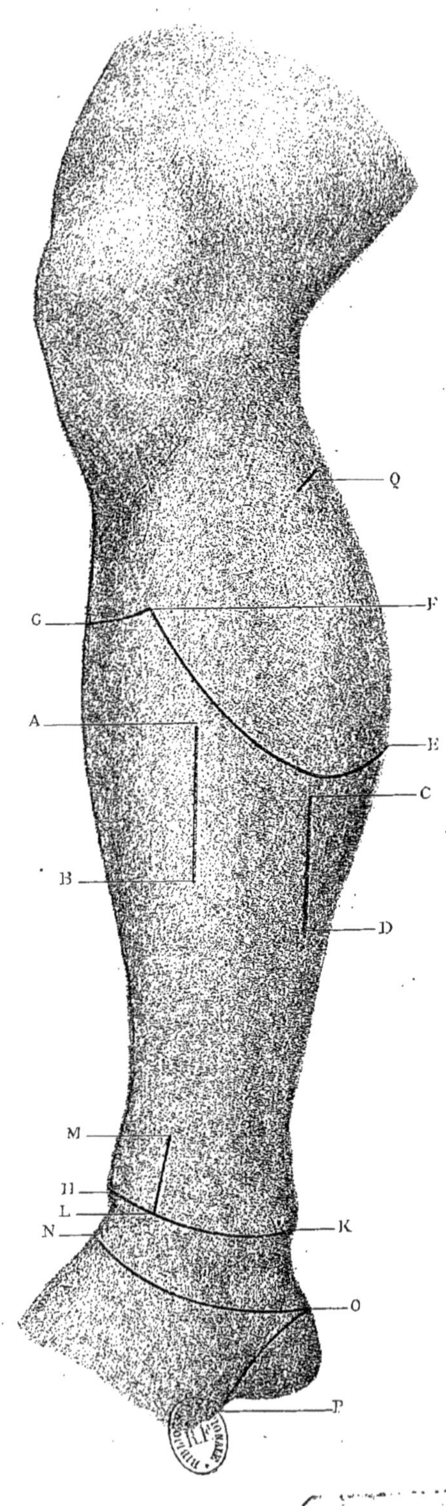

Dessiné d'après nature par J. Sarazin.

Imp. Lemercier & Cie Paris

V. Mercier Chromolith.

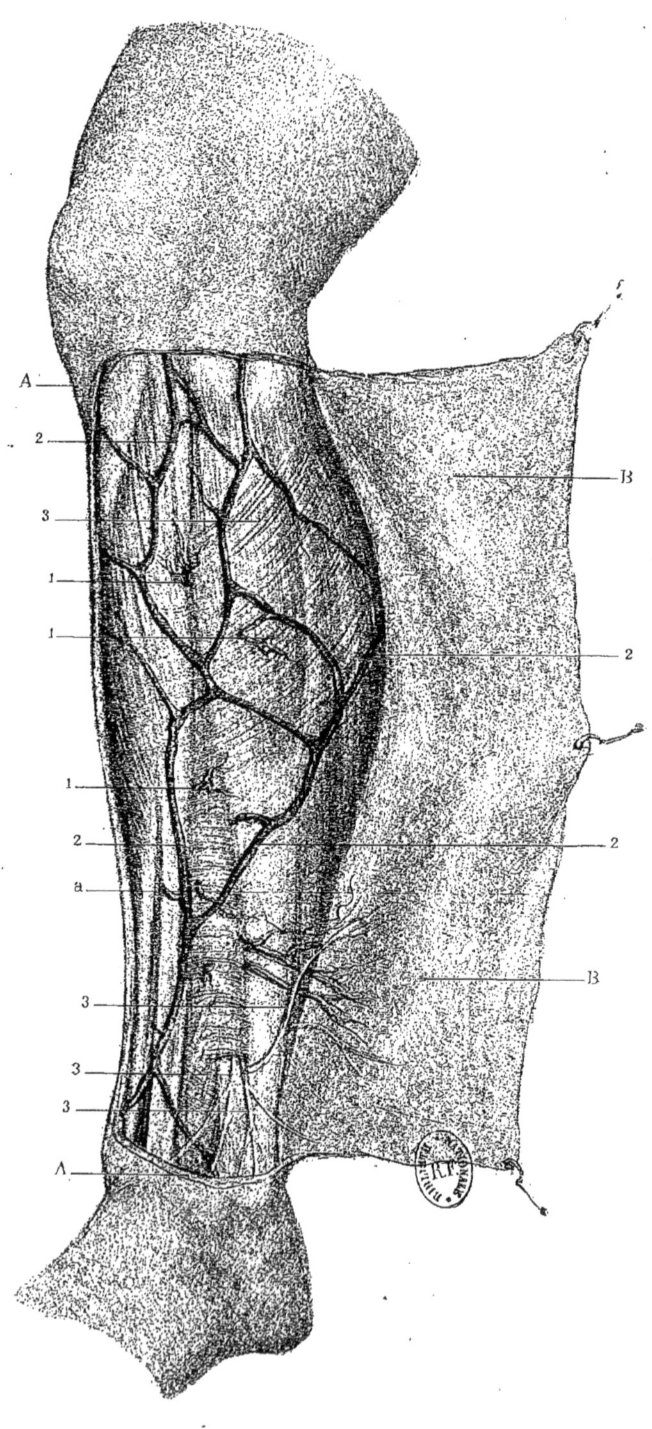

Dessiné d'après nature par J. Sarazin. Préparé par Paulet V. Mercier Chromolith.

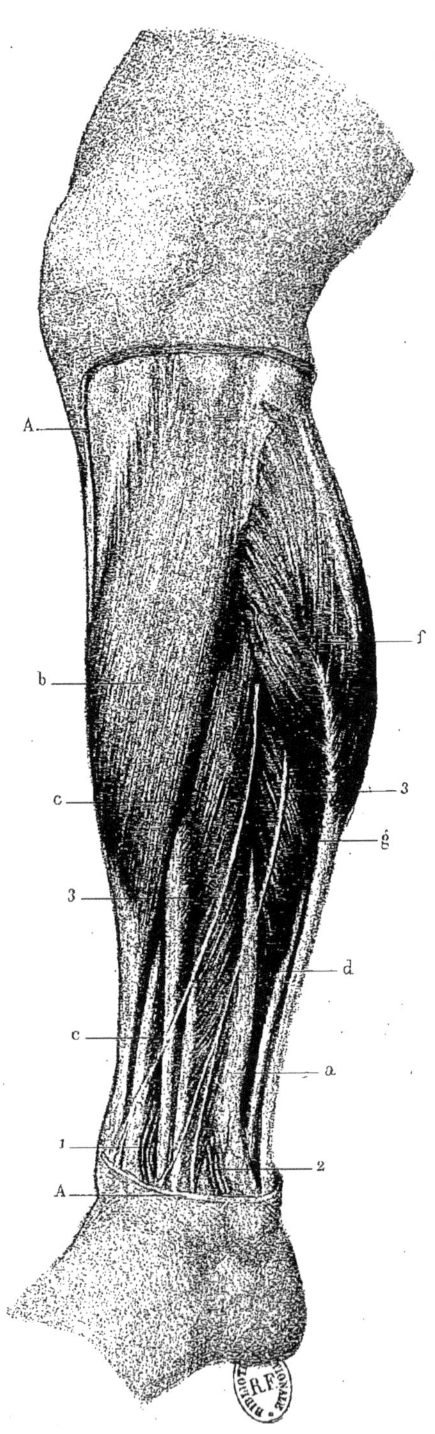

essinc d'après nature par J. Sarazin.

Préparé par Paulet

V. Mercier Chromolith.

Imp. Lemercier & Cie Paris.

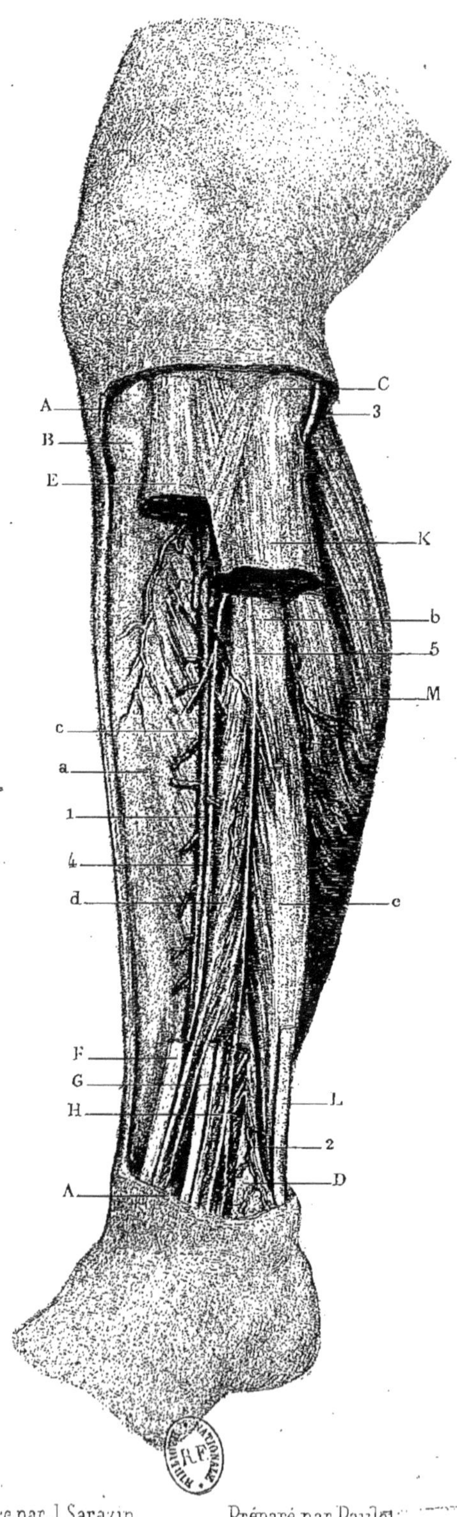

Dessiné d'après nature par J. Sarazin. Préparé par Paulet. V Mercier Chromolith.

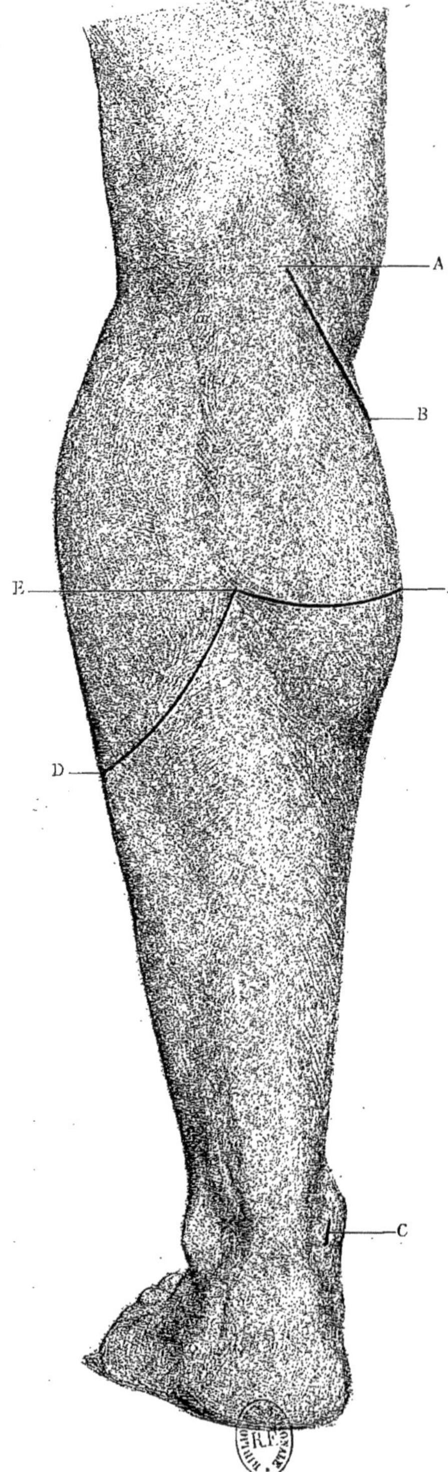

Dessiné d'après nature par J. Sarazin   Imp. Lemercier & Cie Paris.   V. Mercier Chromolith.

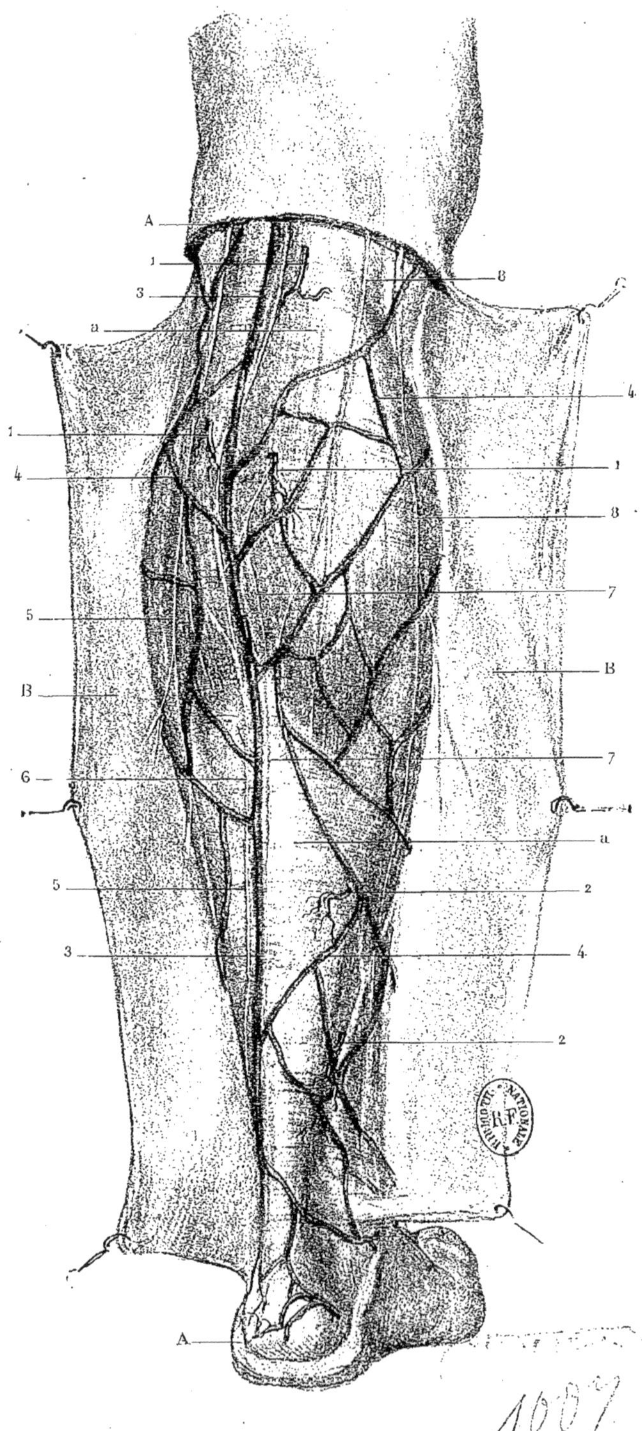

Dessiné d'après nature par J. Sarazin. Préparé par Paulet. V. Mercier Chromolith.

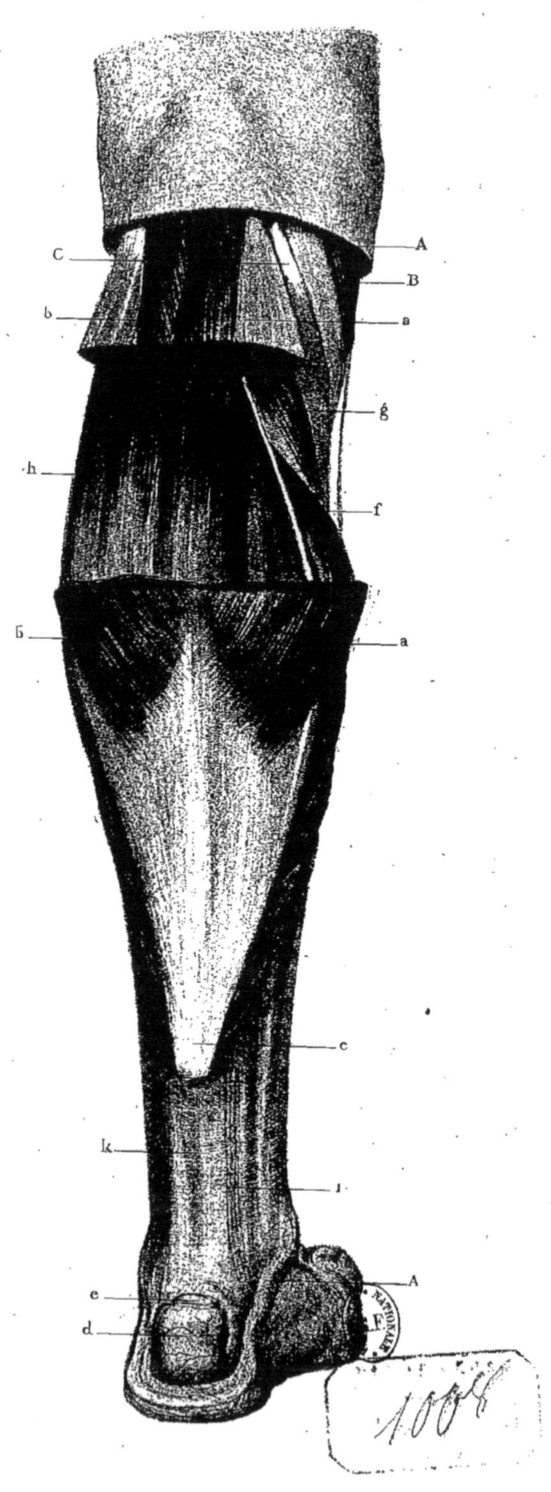

Dessiné d'après nature par J. Sarazin.

Préparé par Paulet

V Mercier Chromolith.

Imp. Lemercier & C.ie Paris

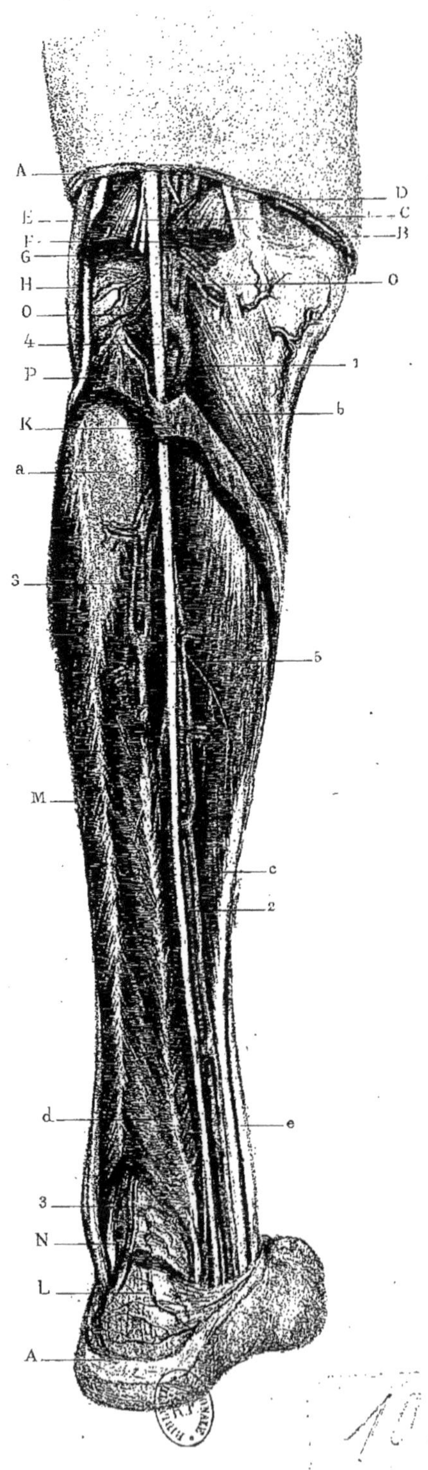

Dessiné d'après nature par J. Sarazin. Préparé par Paulet. V. Mercier Chromolith.

Fig. 1.

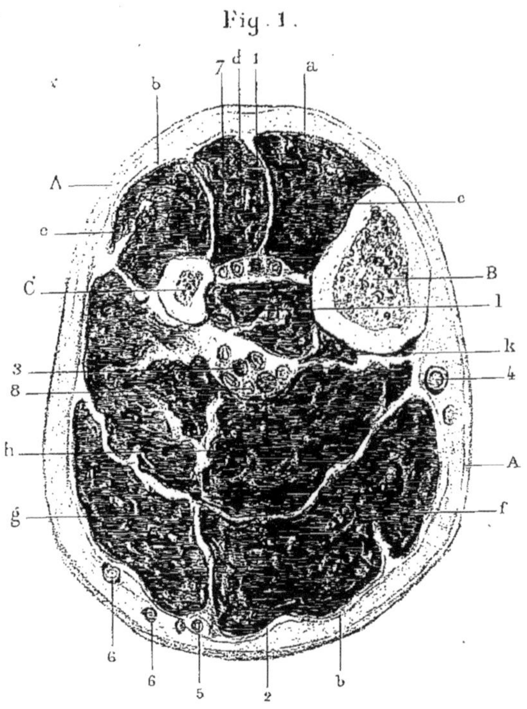

Fig. 3.

Fig. 2.

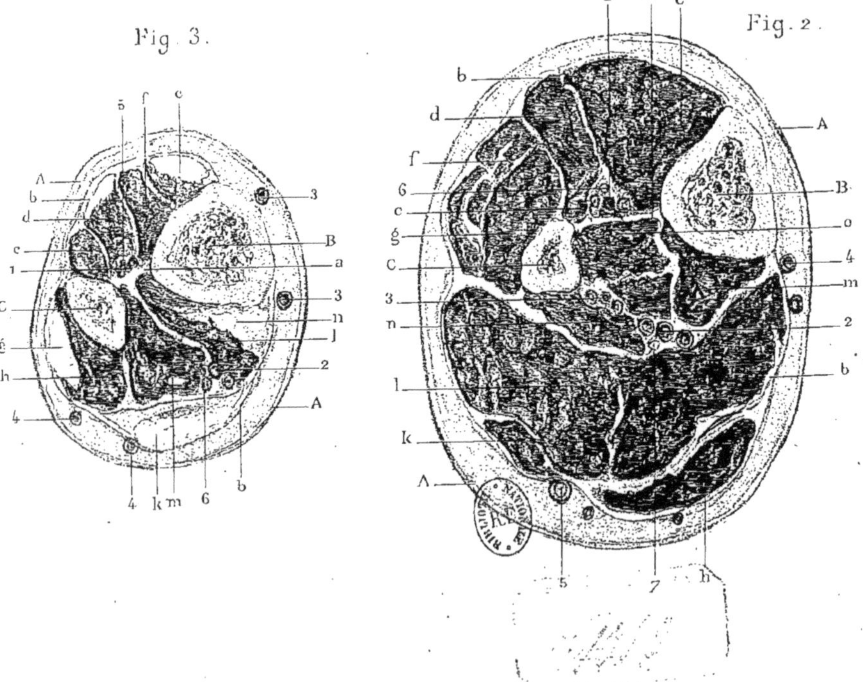

Dessiné d'après nature par J. Sarazin. Préparé par Paulet V Mercier Chromolith.

Imp. Lemercier & Cie Paris

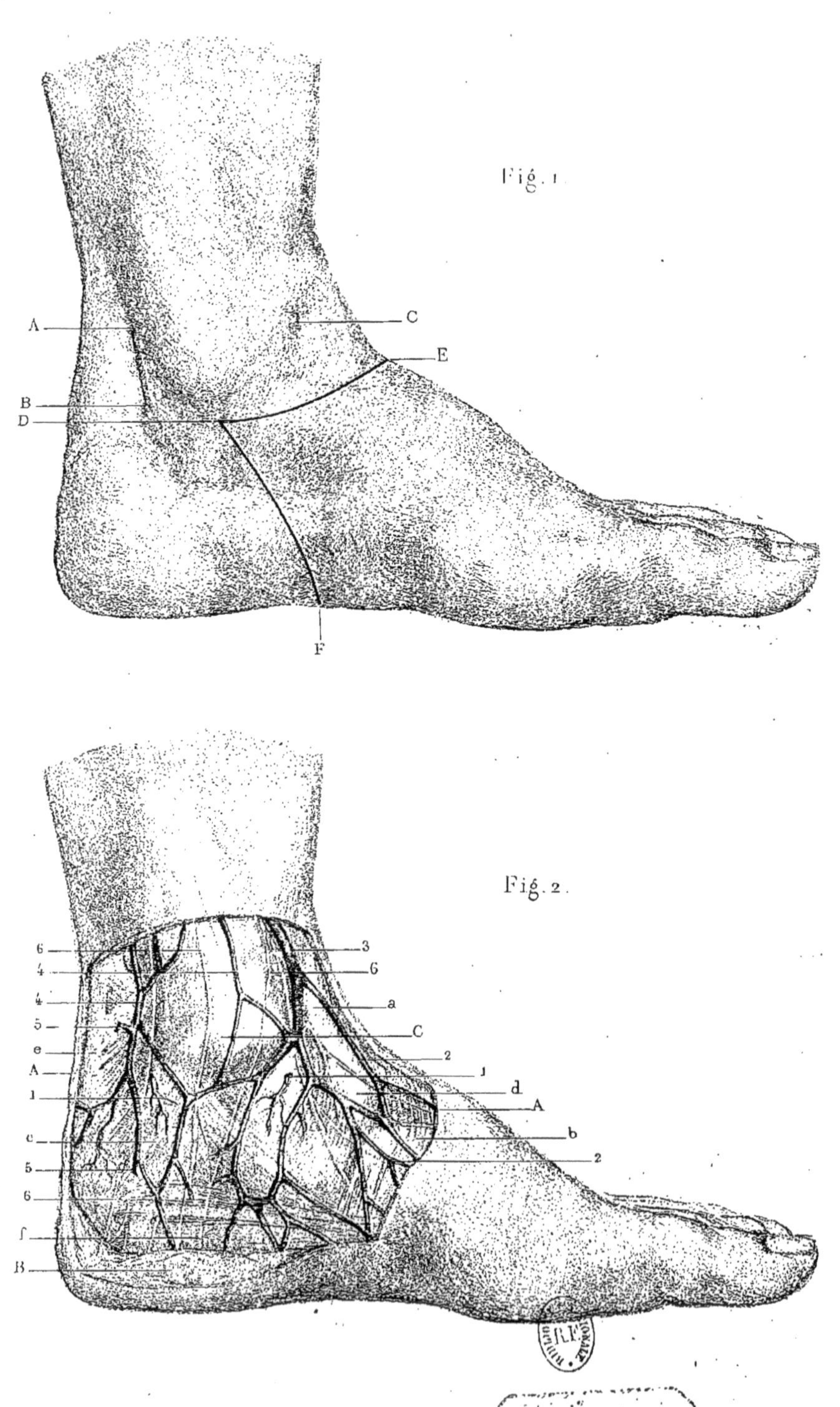

Dessiné d'après nature par J. Sarazin Préparé par Paulet V. Mercier Chromolith.

Imp. Lemercier & Cie Paris

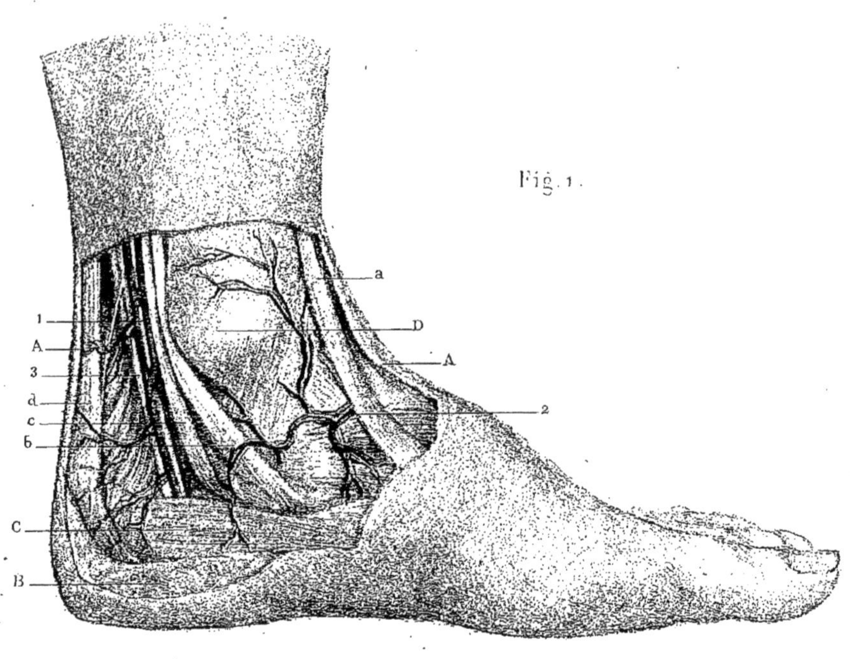

Fig. 1.

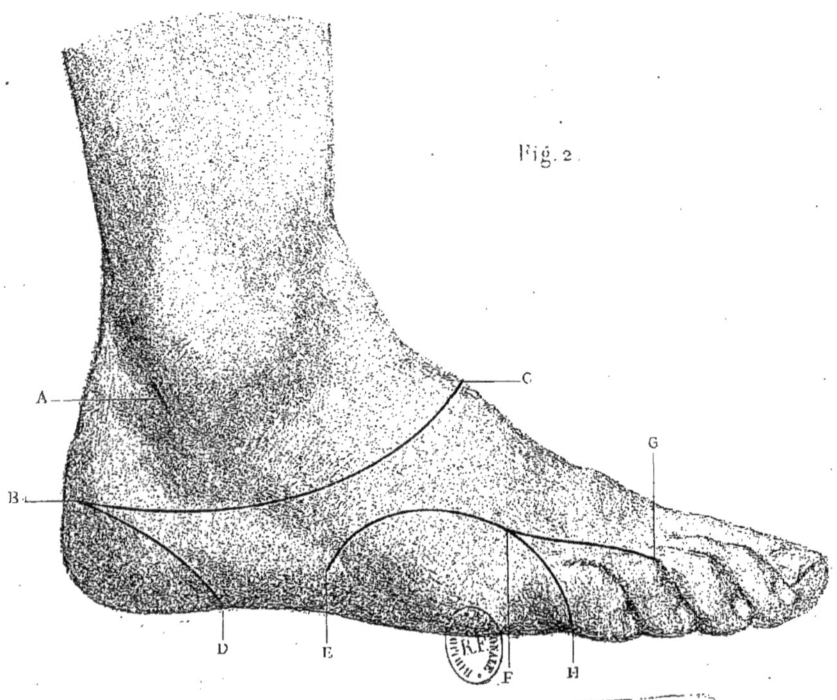

Fig. 2.

Dessiné d'après nature par J. Sarazin. Préparé par Paulet. V. Mercier Chromolith.

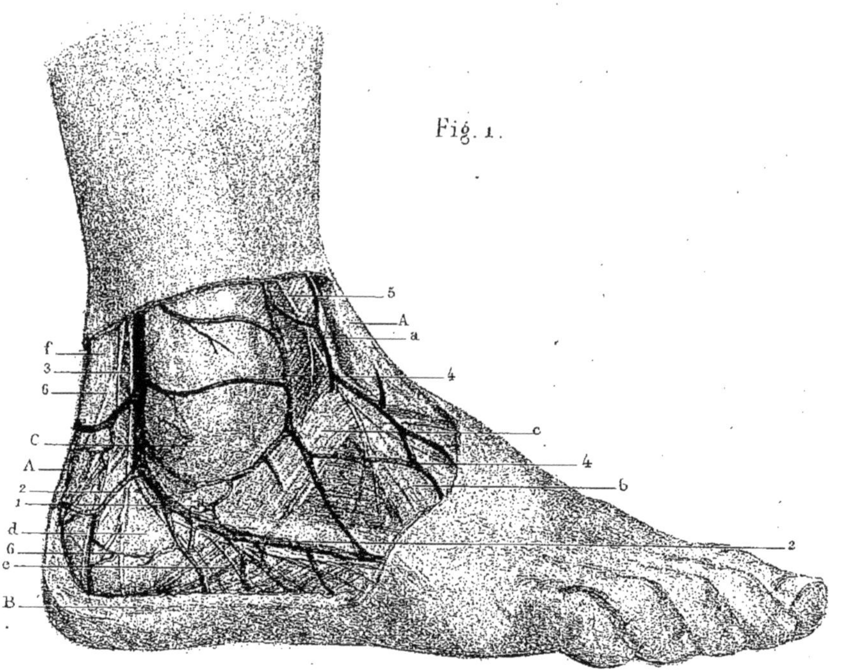

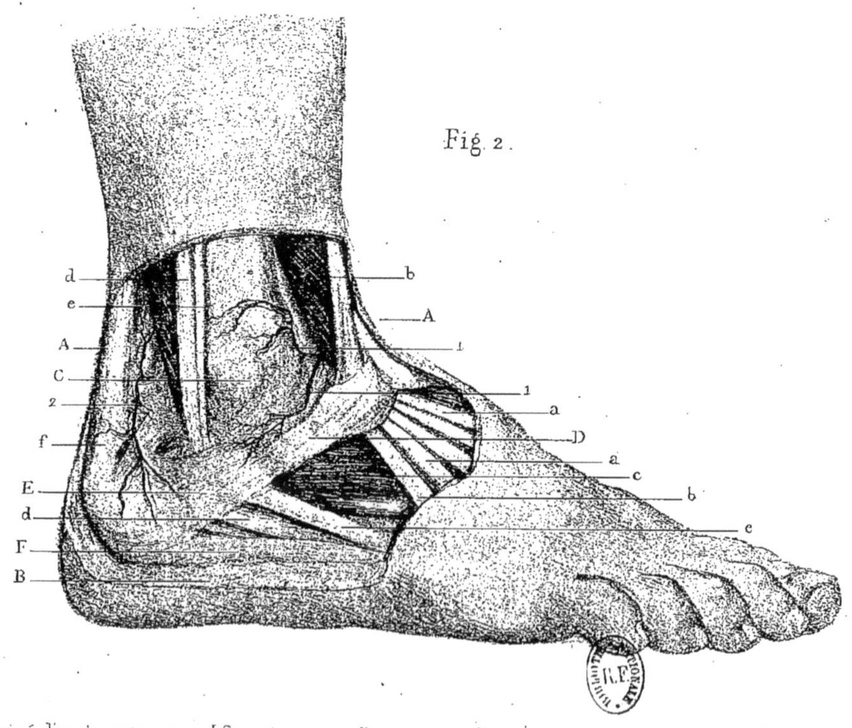

Dessiné d'après nature par J. Sarazin   Préparé par Paulet   V. Mercier Chromolith.

Imp. Lemercier & Cie Paris

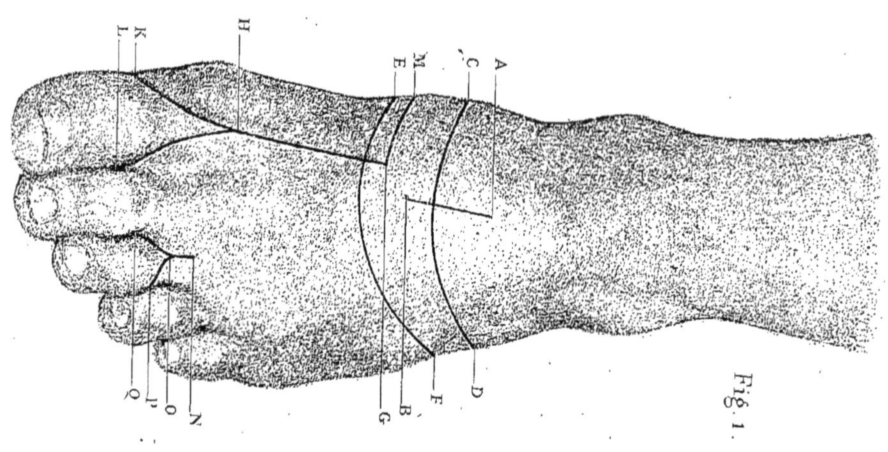

Fig. 1.

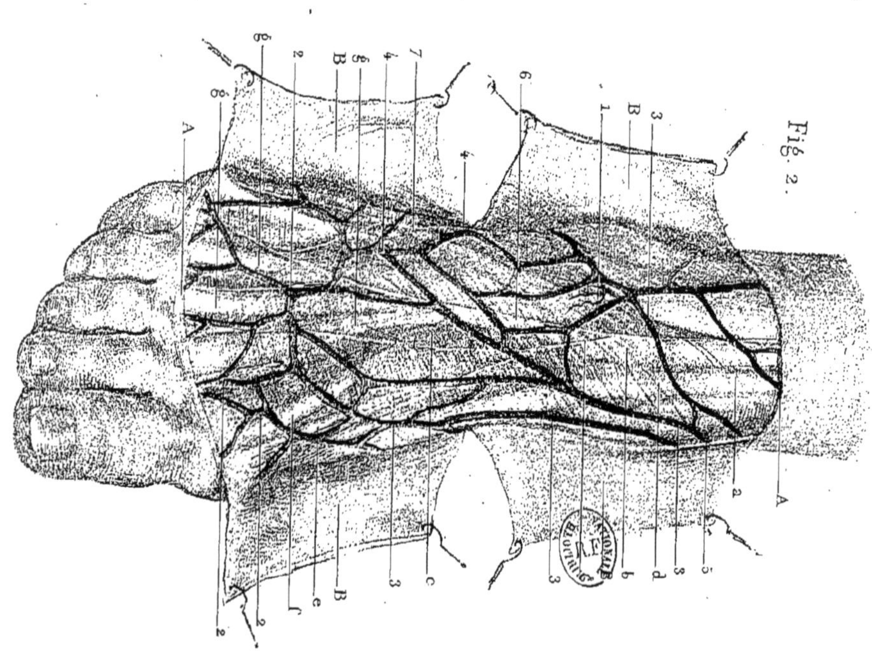

Fig. 2.

Dessiné d'après nature par J. Sarazin.

Préparé par Paulet ... V Mercier Chromolith

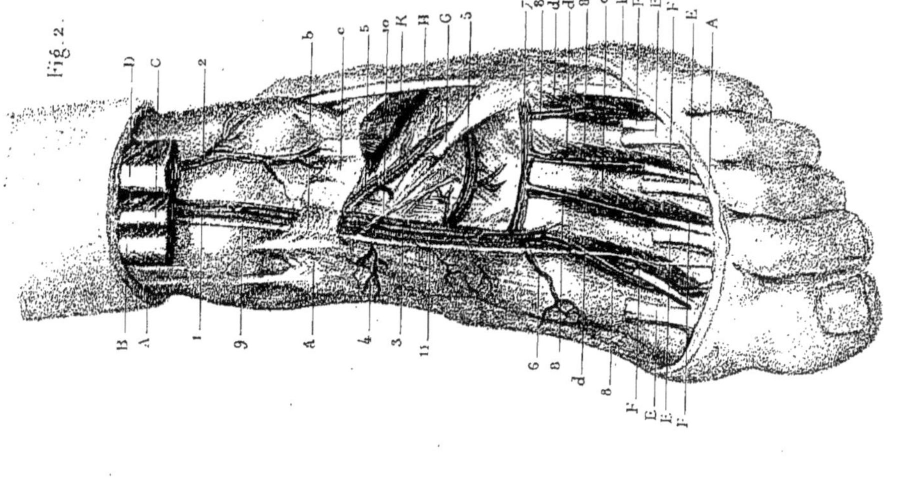

Fig. 2.

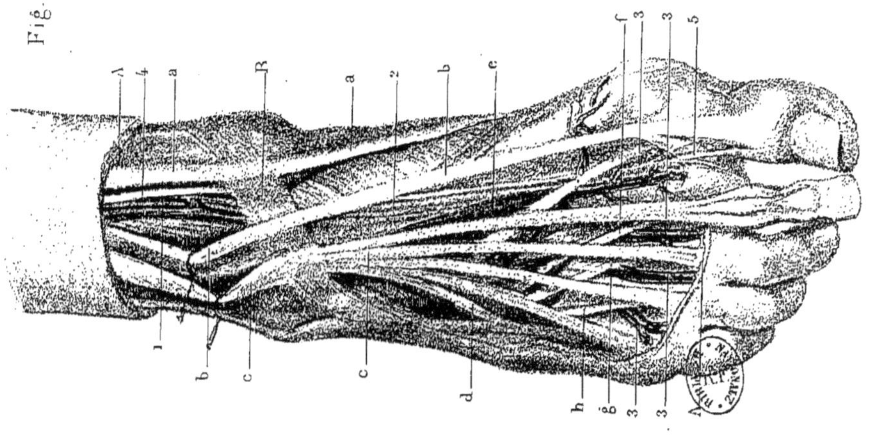

Fig. 1.

Dessiné d'après nature par J. Sarazin

Préparé par Paulet

V. Mercier Chromolith.

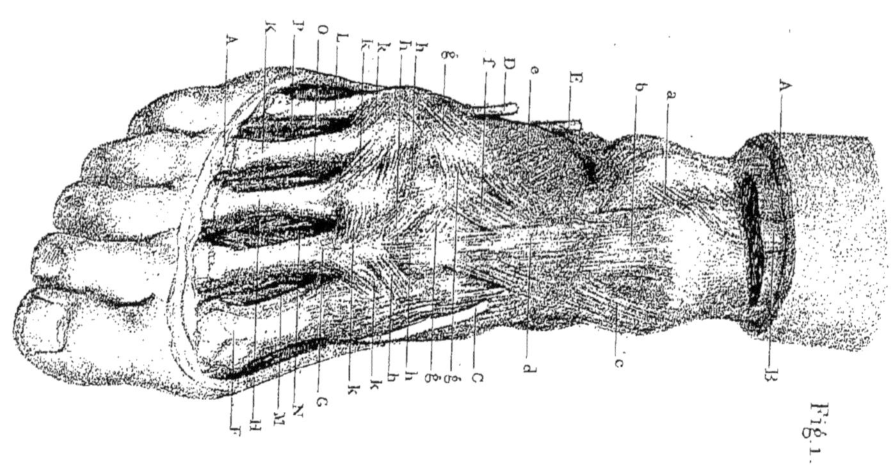

Fig. 1.

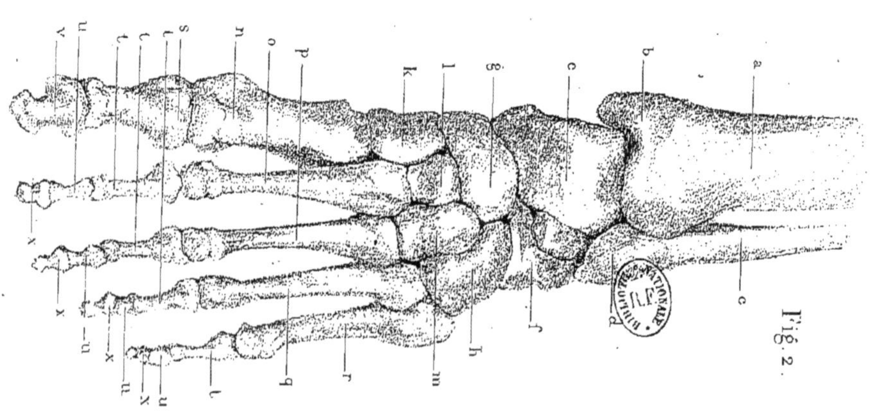

Fig. 2.

Dessiné d'après nature par J. Sarazin. Préparé par Paulet. V. Mercier Chromolith.

Imp. Lemercier & Ce Paris

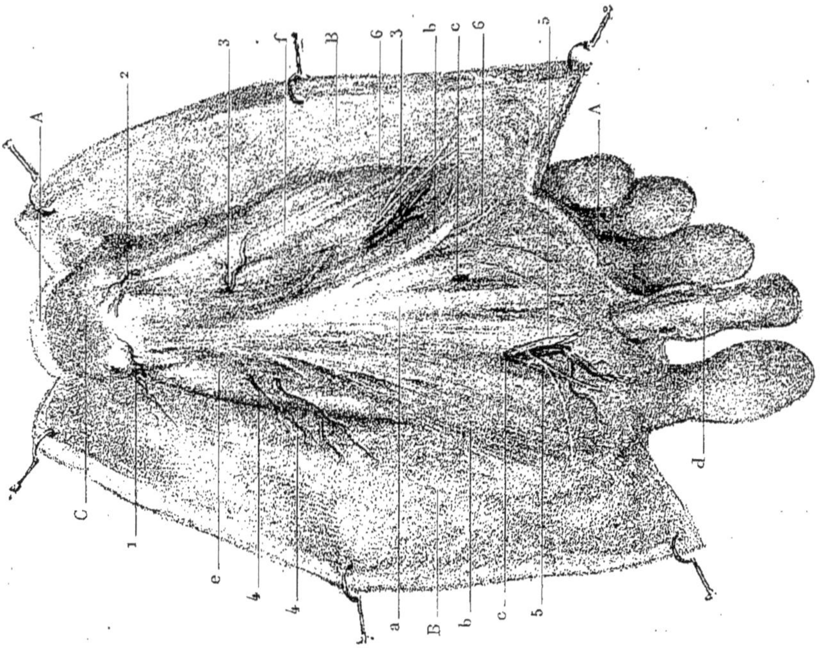

Fig. 2.

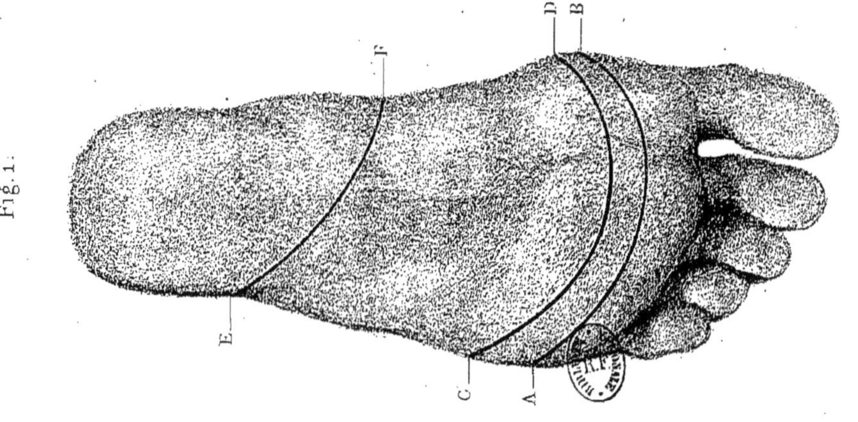

Fig. 1.

Dessiné d'après nature par J. Sarazin

Préparé par Paulet.

V. Mercier Chromolith.

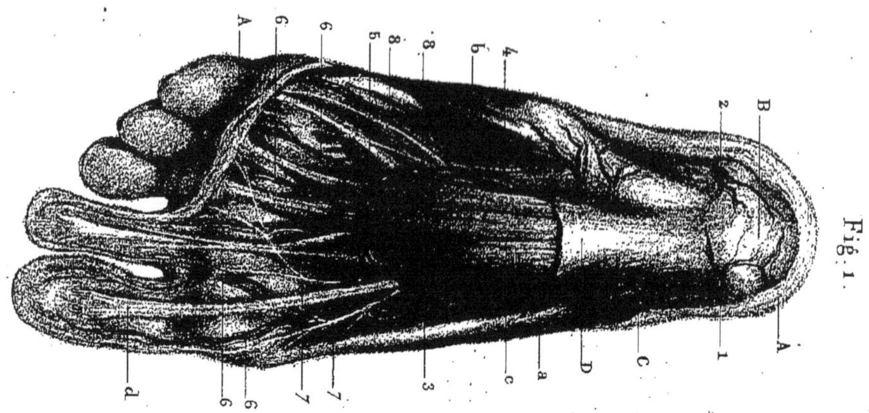

Fig. 1.

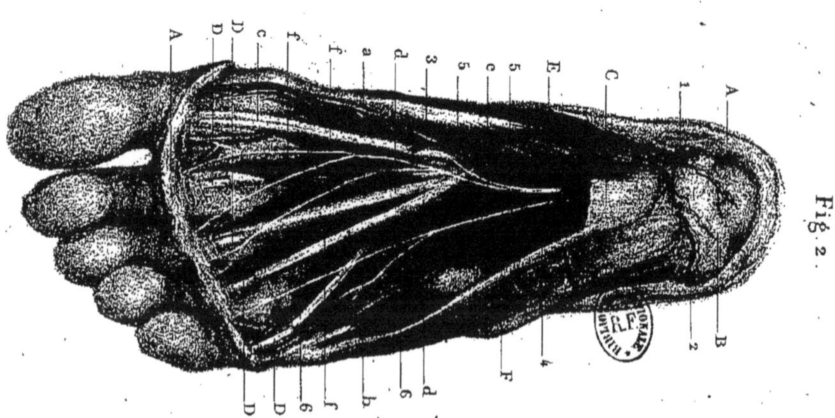

Fig. 2.

Dessiné d'après nature par J. Sarazin

Préparé par Paulet

V. Mercier Chromolith.

Imp. Lemercier & Cie Paris

Tome II. Pl.75.

Anat. top.

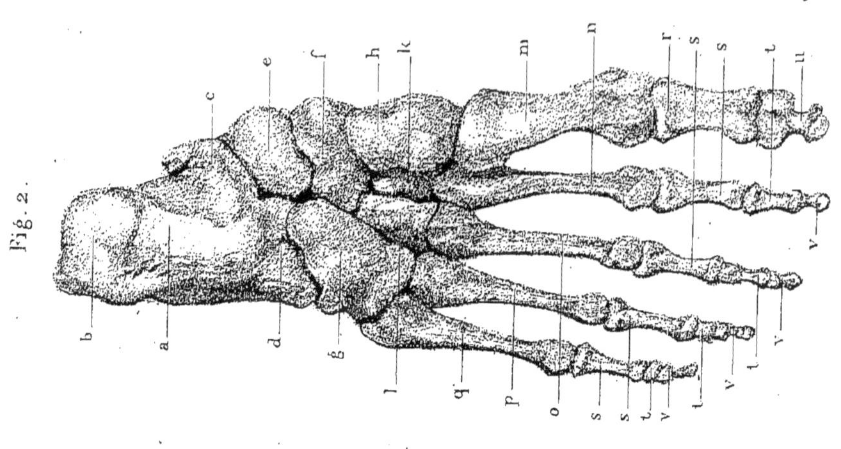

Fig. 2.

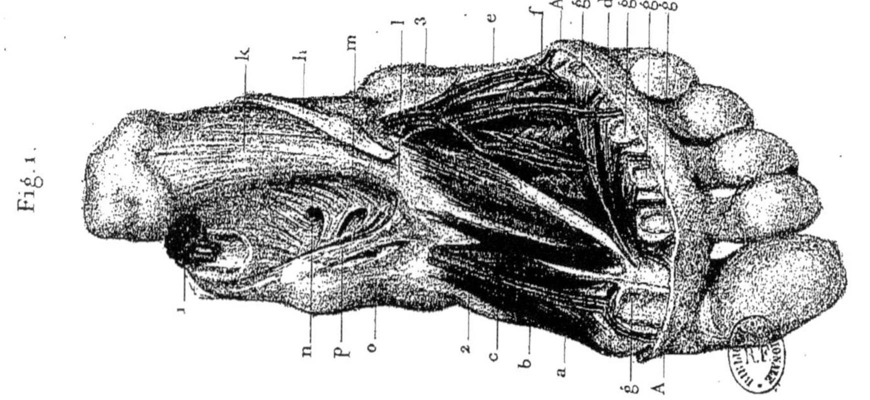

Fig. 1.

Dessiné d'après nature par J. Sarazin. Préparé par Paulet. V Mercier Chromolith.

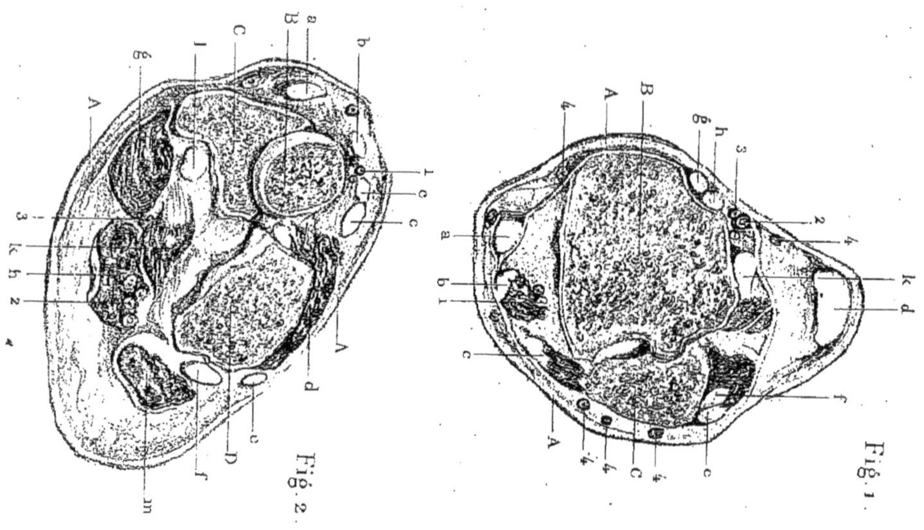

Fig. 2.

Fig. 1.

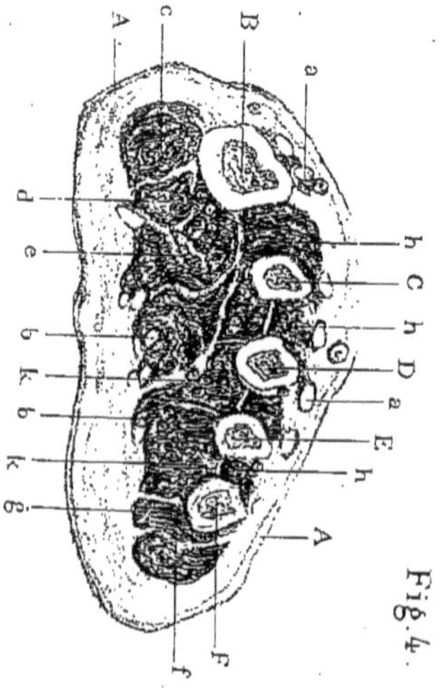

Fig. 4.

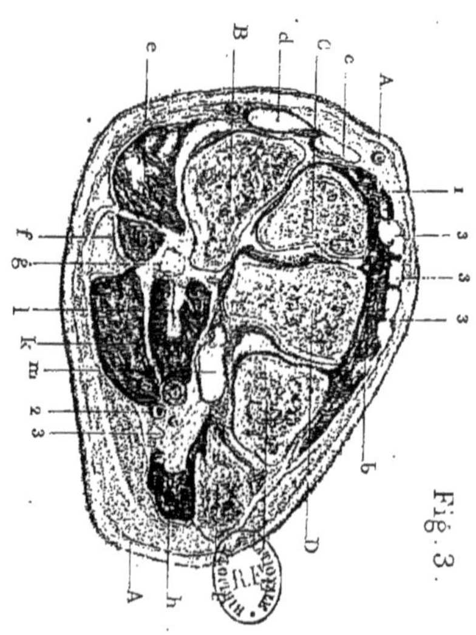

Fig. 3.

Dessiné d'après nature par J. Sarazin.

Préparé par Paulet

V. Mercier Chromolith.

Imp. Lemercier & Cie Paris

www.ingramcontent.com/pod-product-compliance
Ingram Content Group UK Ltd.
Pitfield, Milton Keynes, MK11 3LW, UK
UKHW020451200726
13857UKWH00002B/661